医门精思

裴海泉中医实战传真

裴海泉 / 编著

中国中医药出版社

· 北京 ·

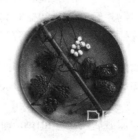

图书在版编目（CIP）数据

医门精思：裴海泉中医实战传真 / 裴海泉编著 .—北京：中国中医药出版社，2019.5（2020.4 重印）

ISBN 978 - 7 - 5132 - 5424 - 3

Ⅰ.①医⋯　Ⅱ.①裴⋯　Ⅲ.①中医临床—经验—中国—现代　Ⅳ.① R249.7

中国版本图书馆 CIP 数据核字（2018）第 293242 号

中国中医药出版社出版

北京经济技术开发区科创十三街 31 号院二区 8 号楼

邮政编码　100176

传真　010-64405750

河北省武强县画业有限责任公司印刷

各地新华书店经销

开本 880×1230　1/32　印张 6.25 字数 157 千字

2019 年 5 月第 1 版　2020 年 4 月第 2 次印刷

书号　ISBN 978 - 7 - 5132 - 5424 - 3

定价 36.00 元

网址　www.cptcm.com

社 长 热 线　010-64405720

购 书 热 线　010-89535836

维 权 打 假　010-64405753

微信服务号　zgzyycbs

微商城网址　https://kdt.im/LIdUGr

官 方 微 博　http://e.weibo.com/cptcm

天猫旗舰店网址　https://zgzyycbs.tmall.com

如有印装质量问题请与本社出版部联系（010-64405510）

内容提要

　　本书整理了作者近五十年的临床实践经验，每种病均有简述、对病因病机的认识、临床基本方等内容，所用方药都是自己根据实际情况，对经典方剂灵活加减，辨证组方而成。杂病治验部分附有典型病例及临床发微，以方便读者体会辨证、用药之思路。特别是对一些疑难杂病，有自己一定的独特见解及经验。其文章短小精悍，疗效真实可靠，理论与实践结合。本书内容丰富，结构清晰，不论对于临床中医师，还是中医院校师生及中医爱好者，都有一定的参考价值。

自 序

中医学源远流长，中医理论博大精深，它是中华民族灿烂文化的一部分。中医学之所以历经数千年而不衰，而且还在不断发展，是因为它有实实在在的临床疗效，经得起重复验证。

我之所以步入中医行列，也是因为它的实际疗效震动了我，感化了我。很早的时候，我还在农村行医，有两位痢疾重证患者来诊，输液打针五六天不见效果。后来改用中医治疗，煎服三剂中药，病就完全好了。还有一位疑难病患者，患肌痛综合征，久治不愈，经过中医辨证治疗也很快治愈。这些耳闻目睹的事实使我为之震惊，深深感到中医学确实是个伟大的宝库。我发誓：一定要把中医技术学到手。从此我与中医结下了不解之缘，努力学习，拼搏进取，经过多年的努力，终于得有小成。

我从事中医事业近五十载，潜心学用岐黄之术，坚持从事临床实践，数十年来有所感悟，遂口述、笔录，记载下来。在不断辨证论治中，解疑释难，积累了一部分较为有效的临床经验。今利用工作之余，将临床之经验梳理汇集成册，加以总结。这些经验都是从实践中来，其中很多都曾在国家级期刊或省级期刊发表过，有些也曾被评为优秀文章，虽为沧海之一粟，但若能抛砖引玉，指导临床，帮助更多的医者解除患者的病痛，也算是一桩善事罢。

目　录

理论探讨 / 1

方药运用体会 / 141

良方集锦 / 173

附录 / 179

后记 / 186

理论探讨

做中医必须学好"四大"经典

"四大"经典者,《黄帝内经》《神农本草经》《伤寒论》《金匮要略》是也。

"四大"经典是中医的灵魂,是中医之根,是中医之脊梁,是中医之源泉。"四大"经典之所以历经数千年而不衰,关键在于其在防病治病方面的独特疗效。"四大"经典是经过千百年临床实践检验的经验结晶,在中医发展史上发挥了巨大的作用,所谓"经者,径也",它是学习、研究、发展中医学术之必由门径。

观历代名医贤哲,大凡成中医之大家者,无一不是娴熟经典,并通过临床实践灵活运用经典,而有所建树和发明。或续先贤之绪余,创立新说,或发皇古义,融会新知,推动临床学术之发展的有志之士,都是精通经典的名家。

《黄帝内经》(简称《内经》)为我国现存最早之医学典籍,它总结了秦汉以前先民在同疾病斗争中积累之医学知识、经验教训,结合古代中国先进之哲学思想和自然科学成就,成为后世医者必读的临证要典。本书分《素问》《灵枢》两部分,共一百六十二篇。历代医家遵循《内经》之指导治病救人,成名成家,著书立说,保证中华民族繁衍昌盛,推动中医学术不断发展和提高。

《神农本草经》总结了秦汉时期医家的用药经验,都是源于临床实践并予以总结而来,对临床治病的"理、法、方、药"具有十分重要的指导意义。是书载药365种,分上、中、下三品。这些药物的功能主治均是在相当岁月里经过无数次反复实践,仔细观察才得出的正确结论,如麻黄定喘、常山截疟、茵陈退黄疸、黄连治肠澼等,都是临床卓有良效之品。

《伤寒论》是一部阐述多种外感疾病及杂病辨证论治的

专书，是我国第一部理法方药比较完善、理论联系实际的重要中医学著作。本书是东汉末期张仲景所著。张仲景是一位很有作为的医学大家，后人尊之为医中之圣。《伤寒论》载一百一十三方、三百九十七法，历经两千余年仍为众多医家广泛运用和研究，实在是一部中医临床鲜少的经典著作，堪称中医的必读教材。

《金匮要略》可以说是《伤寒杂病论》的杂病部分。宋代整理成书，算是我国现存最早的一部诊治杂病的专书，其在理论上和临床实践上都有较高的指导意义和实用价值，对后世临床医学的发展有重大贡献和深远影响。本书共分为二十五卷，包括四十多种疾病，载方二百〇五首。大部分方剂组成简练，配伍严谨，直到今天仍然有效地指导着中医临床实践，具有很强的生命力和发展前途。

综上所述，中医药学是一个伟大的宝库，四大经典则是宝库中的精髓。作为一名中医者，特别是要想成为高水平的名中医，更要认真、刻苦、深入地读经典。要按照王永炎院士所倡导的"读经典，做临床"，在"读"字上下功夫，带着问题去读。著名中医裘沛然教授曾指出：读书或学习导师的经验，神明之妙，贵在一个"化"字。王庆其教授对这个"化"字更有深刻的体会，他说："所谓'化'有两层意义：一是消化，即深刻领会经典含义，联系临床实践进行消化；二是化裁，即在自己的实践中变化运用。"这些名家的学习方法，给我们学习经典指明了方向。

做中医要有"悟"性

"悟者"，醒悟、明白也。悟性是指人对事物的分析和理解能力。

悟性是中医学独特的思维方式，没有悟性是搞不好中医的，临床疗效是出不来的。所以许多著名老中医总是告诫我们，做一名中医就必须有良好的悟性。著名中医学家王绵之说：对待中医学必须是"钻进去，跳出来，不断临证，始终在'悟'字上下功夫。要勤奋读书，专心致志读，反复思考书中的真义，并在临证中认真理解，到一定的时候必有所悟"。著名老中医龚士澄也说"用方选药，存乎一心。心者，悟性、思路也，然必先有学识素养和临证经验，才能从心"。

中医学博大精深，中医理论源远流长，要学好中医，就要精通中医基本理论，精读中医经典著作，还要掌握好各个历史时期的各家学说。四大经典著作要细读，反复地读，把名句名段背下来，深刻领会其精义。还要能跳出来，从实践中领会和验证医理的效用。书读多了自然会有所体会和醒悟，对于实践中遇到的问题也会理解更加深刻，认识和解决问题更有思路和心得。清代著名温病学家吴鞠通开始也是钻研伤寒，在这方面下了很大功夫，但在临床上单走伤寒这条路并不通畅。当时大多数患者患的是湿热病和温热病，用辛温解表非但无效，反而加重病情。于是他跳出了伤寒圈子，改以卫气营血和三焦辨证，改辛温解表为辛凉解表，治愈了大量患者，挽救了无数温病患者，终成温病学说创始人之一。这就足以证明只有钻得进去，才能跳得出来。从古到今有多少名家都是这样，把理论知识运用到临床实践中去。如果没有渊博的知识，头脑里空空的，见到患者当然就会不知所措。有了正确的理论，束之高阁，却不去实践，那么理论再好也没有用处。只有多读书多临证，大量的感性认识才有可能变成理性认识，才会产生质的飞跃，从而有所悟。

著名中医学家谢海洲学验俱丰，在理论上有很高的造诣，并很有悟性。例如治疗溃疡性结肠炎用锡类散。古方锡类散为解毒消炎、止痛散肿之良药，用于口咽部溃疡有很好的效果。

谢老根据《黄帝内经》中关于口、咽、肠道相关，经络联属的论述，大胆设想，把锡类散用于溃疡性结肠炎的治疗，果然取得良效。这就是因为他能在"悟"字上下功夫，举一反三，触类旁通，值得我们学习。

在临床上，诊断与治疗正确与否，关键在于悟性。笔者通过近五十年的临床实践也悟出了一些道理，治愈了不少疑难病症。如治疗放射性肠炎用乙字汤加味，该方本是治疗内痔的效验良方。余思之内痔的表现是便血、肛门下坠，放射性肠炎也是便血、里急后重、肛门下坠，症状基本相同，并且发病部位都在直肠，所以就在乙字汤中加入清热凉血、解毒抗癌的中药，结果取得了很好疗效，治愈了众多患者。

总而言之，在科技迅速发展的今天，中医发展也要提速，要突出中医特色，掌握真本领，掌握技巧，提高悟性，做一个现代化的中医人。

中医辨证论治的准则

辨证论治是中医治病的精髓，早在汉代，张仲景就为我们开辟了辨证论治的先河，同时也为后人揭示了辨证论治的总则。《伤寒杂病论》就是用辨证论治的方法，如"辨××病脉证并治"，始终贯穿着辨证论治的法则。原发证也好，继发证也罢，或经误治之变证，或传变之候，无一不是通过望、闻、问、切四诊合参，归纳患者的脉证、特点，从而判断疾病产生的原因，然后确定治疗原则，继而选方用药。如不遵循这个原则，治病就谈不上疗效，很可能会延误病情，造成恶果。故仲景在《伤寒论》第16条中指出："观其脉证，知犯何逆，随证治之。"是为医者必遵之总则。

确定了总则，要想具体实施，就需要明确疾病发生的总体规律。疾病发生的根本过程其实在于阴阳失调，治疗疾病就是在调整阴阳。《内经》曰："阴阳者，天地之道也，万物之纲纪……治病必求其本。"这个"本"就是阴阳。"阴平阳秘，精神乃治""阴阳离决，精气乃绝"，这些都是中医辨证治疗的根本要点。仲景在《伤寒论》第 58 条中言："凡病，若发汗、若吐、若下、若亡血、亡津液，阴阳自和者，必自愈。"由此可见，无论伤寒外感和内伤杂病，或虚、或实、或气、或血，其论治之要皆在调其阴阳。

中医诊断必须重视脉诊

脉诊是中医四诊之一，方法独树一帜，堪称中医之绝技。前人早就说过："切而知之谓之神。"所以从古至今的中医大家都十分重视脉学。《内经》就提出："善诊者，察色按脉，先别阴阳。""微妙在脉，不可不察。""能合色脉，可以万全。"并用多个篇幅论述了脉象的生成、机制及运用，从而奠定了脉学的基础。东汉医圣张仲景更加重视脉诊，并把它运用到临床实践中，他说"脉者，人之根本也"，又说诊病要"观其脉证，知犯何逆，随证治之"。《伤寒杂病论》中论述每种病时，标题均冠以"辨××病脉证并治"，全书以脉诊为辨证论治的主要依据之一，可谓运用脉诊的典范。几千年来，脉学代有发展，特别是王叔和《脉经》与李时珍《濒湖脉学》，对脉学的发展提高起了很大的作用，产生了极大影响，后世医家一直沿用至今。

中医辨证虽为四诊合参，但在分阴阳、定虚实、明部位，以及确定治则时，均需重视脉象表现。故脉诊是辨证的依据，立法的准则，是四诊的重要组成部分之一。

高志海先生所著《详谈细论 28 脉》一书中说："脉诊是中

医学的宝中之宝，重中之重。有了它，在临床中心明眼亮，如在夜航中看见明亮的灯塔一般。昧于脉诊，医道之大失，不通脉诊非中医。"

现在很多人不学中医，也不懂中医，凭空说"中医不科学""诊脉太抽象"，甚至说"切脉是骗人的"，这样的态度也不是很科学吧。当然，学中医的人对中医一知半解，对脉诊滥竽充数者也是不少的。这是一种很不好的现象。

笔者几十年来研究脉诊，深刻体会到脉诊的重要性，总结体会主要有以下几点，供大家参考。

体会之一：脉诊是诊治疑难病的重要依据，辨证不明的时候要反复细致地体会指下脉象，结合其他三诊收集的证候，审证求因辨证论治。

体会之二：我体会到诊脉的态度极为重要，做到专心致志，平心静气，鼻息调和，宁神细辨，真正辨清指下脉象是何种脉象，绝不能草率从事，无所用心，或一边诊脉，一边还说话不停。张仲景在《伤寒论·序》批评过那些仓促持脉，随便作出诊断的医生说："动数发息，不满五十，短期未知决诊，九候曾无仿佛……夫欲视死别生，实为难也。"他的批评很中肯，我们每个搞中医的都要记住。

体会之三：患者来诊，首先要问其哪个体位不舒服，如果患者说头晕头痛，就要注意其两手寸部脉象的变化，是浮还是沉。如浮紧是伤于寒邪，浮缓是伤于风邪，浮数是感受了热邪，治疗就会方向明确。如患者主诉胃脘胀痛不舒，就要注意体会其两手关部的脉象是弦脉还是数脉，或者是滑脉。如果是弦脉，则会有胃脘胀满、嗳气频频等，通常是肝气犯胃；如果脉数而有力，并见舌质红、苔厚腻、胃脘不适，则属湿热阻滞胃脘；如果是滑脉，患者又有胃脘胀满、嗳气吐酸、不思饮食，则是食滞胃脘。如果患者主诉腰部不适或疼痛，就要体会其两尺部是什么脉，沉脉、弱脉还是滑脉，然后结合其他三诊所收集的资料，进行辨证施治，才能在临床上左右逢源，得心应手。

体会之四：在临床上如见两手六部脉弦滑有力，患者主诉头晕、头痛，十有八九是高血压；如果见到弦数脉，患者主诉纳差乏力，厌油腻，小便黄赤，舌苔厚腻，目黄身黄，通常是黄疸病；如见到两手脉沉细无力，患者主诉气短乏力，咳嗽气喘，腰酸软，舌质淡白，那应该是肺肾两虚。这样治疗就有针对性，只要合理配方，定能取得良好疗效。

总而言之，余临证几十年，对脉诊运用有较深刻的体会与心得，大致总结了以上几点。但是也需要强调，脉诊重要并不是说其他诊法就不重要，只是现在有很多人不怎么重视脉诊，所以在这里重申脉诊的重要性，希望同道们一定要精通脉诊，运用脉诊，提高诊治疾病的水平。

郁证浅谈

何为郁证？凡滞而不得发越者称为郁证。正如朱丹溪所说："郁者，结聚而不得发越也，当升者不升，当降者不降，当变化者不得变化也。"这话真是一语中的，道出了郁证的真谛。

郁证有广义与狭义之分。广义郁证，指各种疾病过程中，表现出脏腑气机阻滞，气血津液运行紊乱，失其通畅条达，郁滞而不得发越的一类病症，包括五郁、六郁、七情之郁、六气之郁、脏腑之郁等。狭义之郁证，主要指情志因素导致气机郁滞而出现的病症，如七情之郁，所以有"郁不离乎七情也"之名言。后者在我们临床上最常见。

郁证理论的发展源远流长。早在两千年前的《内经》中就对郁证的病因病机、治则有所论述。如《素问·本病论》谓：

"人忧愁思虑，即伤心。"《灵枢·本神》谓："愁忧者，气闭塞而不行。"《素问·举痛论》谓："思则心有所存，神有所归，正气留而不行，故气结矣。"奠定了中医情志致病的病机理论基础。

同时《内经》还提出了郁证的治疗原则。如《素问·至真要大论》曰："疏其血气，令其条达，而至和平。"《素问·六元正纪大论》曰："木郁达之，火郁发之，土郁夺之，金郁泄之，水郁折之。"这些理论和原则，至今仍具有临床指导意义。汉代张仲景对郁证也有深入的研究。已认识到百合病、妇人脏躁、妇人咽中如有炙脔等病症均与郁证有关，并创制许多有效方剂。如治热郁的栀子豉汤，治少阳气机郁滞的小柴胡汤，治阳气内郁的四逆散等有效方剂，至今仍广为应用。故可以说张仲景初步奠定了中医郁证辨证论治的基础。

宋、金、元时期对郁证的研究，不仅继承和发扬了宋以前的理论与经验，而且丰富和发展了郁证理论与学说，出现了研究郁证的许多名家，如朱丹溪、王履等。明清时期医家从临床实践出发，强调七情致病，辨证分析郁证的新久虚实，对郁证的研究更深入一步。近代一些名家也对郁证进行纵深研究，总结出许多宝贵经验。

总的说来，郁证是由于情志不舒，气机郁滞所引起的一类病症，主要表现为心情抑郁，情绪不宁，胸胁胀痛，或易怒善哭，以及咽中如有异物梗阻、失眠等各种复杂症状。气机郁滞，日久不愈，由气及血，变生他病，可引起多种病变。郁证可引起五脏气机不和，主要是肝、脾、心三脏受累，以及气血失调等病变。

郁证在临床最为常见，以肝气郁滞为多见，而且表现症状较多。患者自我感觉痛苦，但西医学各项检查指标均正常，没有任何阳性反应。对本病的治疗，西医疗效不佳。中医有其独特的治疗方法，并且疗效甚佳，治疗郁证是中医的特色之一。

肝气郁滞多见于妇女，因女人的特性是多虑善感，情绪容易波动，遇到不顺心的事情容易耿耿于怀，不能及时发泄，郁久必然滞而不通，引起气机紊乱，气血失调，进而导致多种疾病发生。所以治妇人病要以治肝为先，以解郁为主要治则。

在临床治疗上，以疏通气机为治疗郁证的总治则。但要辨清虚实，实证以疏肝理气为主，方剂以柴胡疏肝散为主方，随证配伍行血、化痰、清热消食之剂。虚证则以疏肝健脾、益气血扶正为主，方剂常选用逍遥散、甘麦大枣汤、滋水清肝饮等辨证加减。

本病除上述药物治疗外，精神治疗极为重要。正如《临证指南医案·郁证》所说："郁证全在病者能移情易性。"要做好患者的思想工作，充分调动他们的积极性，正确对待客观事物，解除思想顾虑，树立其战胜疾病的信念，有助于提高疗效。否则郁结不解，再好的药物也难以奏效。

说说"心下痞"

早在东汉时期，张仲景在他的著作《伤寒杂病论》中即已提到了"心下痞"这个病症，确实为临床所常见。所谓心下，通常指胸部剑突之下的胃脘部位。痞，为"满而不痛"的自觉症状。患者可因此而引起嗳气、呕吐、下利等。心下痞迁延不愈往往导致患者脾胃功能失调，消化不良，甚至消瘦乏力等症状，故应及时治疗。

心下痞的形成与病机

《伤寒论》原谓"心下痞"，是由太阳病、伤寒误下而成。如"脉浮而紧而复下之，紧反入里，则作痞，按之自濡，但气痞耳。"历代医家对其形成的原因作了深入的探讨，其病因也已基本明确。关于其邪陷于何处，总结起来有三种认识。

1. 邪陷于里论

如钱天来说："脉浮而紧，寒邪在表之脉，麻黄汤证也。而复下之者，言不以汗解而反误下者也。紧反入里者，言前所见紧脉之寒邪，因误下之虚，陷入于里而作心下痞满之证也。此不过因表邪未解，误下里虚，无形之邪气陷入于里而成痞耳。"

2. 邪陷胃外论

尤在泾说："阳邪内陷，止于胃中，与水谷相结，则成结胸。阴邪内陷，止于胃外，与气液相结则为痞。"

3. 邪陷胸膈论

唐容川说："盖紧脉是寒闭其火，浮紧主在表，则为皮毛腠理间病；沉紧主在里，紧反入里，曰反入里者，谓本浮而反沉，主从外而入内，故主陷入胸膈而为痞也。"

以上这三家论述，邪陷的部位略有出入，究其所因，都认为是因误下，胃气受伤，气机升降失常，以致寒热互结，滞于胃脘而成。《张氏医通》说出了"痞"的本质，即"天地不变而成痞，此脾之清气不升而下流，胃之浊气不降而上逆。"对此，朱丹溪也早有高见，如《丹溪心法》云："痞与否同，不通泰也。由阴伏阳蓄，气与血不运而成。处心下，位中央。满痞塞者也，皆土之病也。与胀满有轻重之分。痞则内觉痞闷而外无胀急之形也。有中气久虚，不能运行精微为痞者；有湿热太甚，痰气上逆阳位为痞者。"脾为太阴湿土，胃为阳明燥土，脾胃居于中焦，执中央以运四旁，为中焦气机升降出入的枢纽。寒热互结，升降失常，为心下痞病机之关键。由于其病变的重点在于气，故张仲景又将之称为"气痞"，以示与水热互结的结胸有所不同尔。

心下痞的治疗

仲景不但提出心下痞的成因与病机，而且创制了治疗心下痞的诸泻心汤，简述如下。

1. 半夏泻心汤

功效：和胃降逆，开结消痞。

主治：心下痞满（胃脘部），按之柔软不痛，干呕或下利，不思饮食，舌苔腻而微黄，脉滑或弦滑。

2. 生姜泻心汤

功效：和胃消痞，宣散水气。

主治：心下痞满，按之不痛，干噫食臭呕吐，肠鸣，下利频作，水谷不化，干呕，心烦不安，苔腻微黄，脉濡数。

3. 大黄黄连泻心汤

功效：清热泄痞，泻火解毒燥湿。

主治：心下痞，按之濡，发热烦躁，甚则发狂，便秘尿赤，或吐血衄血，或口舌生疮，牙龈肿痛，或发黄疸，舌红苔黄，脉滑数。

4. 附子泻心汤

功效：清热泄痞，扶阳固表。

主治：心下痞，按之柔软不痛，恶寒汗出，脉浮，重按无力，或沉细带数，舌质淡，苔薄黄。

临床发微

自从张仲景提出"心下痞"这个病名，至今已 1700 余年。现在"心下痞"之病还是常见病症，是胃病中的一个证型，我临床多年，用仲景之法治愈者很多。诸泻心汤都是配伍严谨、疗效卓著的方剂，于我而言，运用最多的是半夏泻心汤。

在东汉末年那个时代，医疗条件极差，医疗水平还十分落后，医生治病造成许多误诊误治的情况。如感受风寒得了感冒，初期病邪在表，应该用辛温发汗法就可解除，但医生不知，反而用攻下法治疗，导致病邪入里，引起了一系列变证，出现"心下痞满"之病症。仲景根据其病因病机，创制了半夏泻心汤等系列方剂，治愈了误治的病例，给我们留下了宝贵的经验。

为什么会出现"心下痞"病症呢？我认为是由于人们的生活水平大幅度提高，饮食结构发生改变，特别是膏粱厚味，烟酒肉食，冷饮凉菜，油腻之品，天天下肚，饱食终日又以车代步，少于运动，很容易导致脾胃功能损伤，中焦气机紊乱。正如《内经》所言："饮食自倍，肠胃乃伤。"中焦失常，脾气不升，胃气不降，寒热之气痞塞中焦，则导致"心下痞满"。

有些患者感到寒冷之品食之怕寒，辛热之品食之又怕热，胃脘痞满，痛苦不堪，这怎么办呢？一般医生对此感到毫无对策，补之、泻之、寒之、热之均无疗效。其实仲景早为我们创制了一个极好的良方——半夏泻心汤，辛开苦降，寒热并用，补泻兼施，药方平和，不偏不烈，疗效独特。历代医家都十分推崇并广泛运用它，而且深入研究它。

总而言之，"心下痞"清浊难分，寒热错杂，虚实并存，然其病位始于心下，以心下为阴阳之夹界，气之上下必经之路故也。五首泻心汤所适用的主症可归纳为两类，即以半夏泻心汤为首的脾胃升降不利，和以大黄黄连泻心汤为首的水火不交。至于在两方基础上的加减变化，则因人因证而异，应明乎心，应乎手，触类而旁通也。

浅谈"大气一转，其气乃散"

仲景在《金匮要略·水气病脉证治》篇中曰："阴阳相

得，其气乃行，大气一转，其气乃散。"此乃胸中大气衰弱，水气不行而致水气病的治疗原则。

《内经》中多处提到大气，其所云的大气大多也是指的胸中之大气。特别在《灵枢·邪客》篇中曰："故宗气积于胸中，出于喉咙，以贯心脉，而行呼吸焉。"明确告诉我们宗气不但走息道、行呼吸，而且贯心脉以行气血。仲景所言大气和《内经》中所谓的大气是一脉相承的：即胸中之大气。可贵的是，仲景把它运用于水气病的治疗，并创制了许多治疗水气病的名方。

清代名医喻嘉言在《医门法律》中亦曰："五脏六腑，大经小络，昼夜循环不息，必赖胸中大气，斡旋其间，大气一衰，则出入废，神机化灭，气立孤危。"进一步强调了大气的重要性。近代名医张锡纯又说：独名为大气者，诚以其能撑持全身，为诸气之纲领，包举肺外，司呼吸之枢机……"现代中医亦认为：大气似为宗气，宗气是积于人体胸中之气，由饮食水谷所化生的营卫之气和吸入宇宙间的空气结合而成，其主要功能为上行于呼吸道，推动肺的呼吸，贯通心脉，促进血液运行。大气实与心肺功能息息相关。

从以上这些古今医家的论断中可以看出，大气在人体中是极其重要的。故仲景所言"大气一转，其气乃散"是有其深奥意义的。它指导我们治愈了许多疑难杂病，挽救了不少危重患者。

如我治疗许某的肺心病伴心力衰竭，患者呼吸困难，口唇青紫，面目水肿，咳嗽气喘，心悸烦躁，不能平卧，纳呆乏力已3日，水谷未进，下肢肿及大腿以上，舌质暗，苔白腻，脉沉细无力。呼吸快而无力，两肺有湿啰音，心音低钝。余诊后，用补胸中大气、活血化瘀利水之法治之。

方药：黄芪60g，白术15g，茯苓20g，炮附子10g，丹参10g，当归10g，泽泻10g，五味子6g，杏仁10g，泽兰10g，水煎服。

4天后患者的病情大有好转，调理半个月，一切情况好转，至今病未再发，还可参加一般劳动。

又如患者黄某，患心肌梗死多年，几次住院治疗，反复发作。此次发作更为严重，面色灰暗，气息短促，胸前憋闷疼痛，并向左肩放射，语言低微，下肢水肿已至膝关节以上。四天未进饮食，全身极度衰竭，舌质紫暗，舌苔厚滑，脉结代。心电图提示：心肌梗死。请当地名老医生诊治，打针、输液均不见效。患者已无治疗信心，要寻短见。患者一亲属推荐于我。余诊治以大补胸中大气，配合活血温阳利水之法。

方药：黄芪60g，人参10g，丹参12g，桃仁10g，泽兰9g，茯苓15g，当归6g，薤白10g，陈皮9g，炙甘草6g，水煎服。

4天后，患者已能坐起，面色鲜活有光泽。心慌胸憋、气短均已好转，下肢水肿已消，病情大为好转，调理半个月，病情好转，还可参加轻体力劳动。

此类病例，不胜枚举，此处略谈一二，以资佐证。

"大气一转，其气乃散"，的确是一条至理名言，但历代不少医家都是草草读过，并未得其深义。笔者近几年经过精心研究，反复思索，才深得其奥妙。在临床上广泛运用，并延伸其义，日益完备。余体会到它不仅是治疗水气病的一条大法，也是治疗一些危重病的重要治则。特别是心肺两脏病变的危重时刻，西医治之乏效，采用补胸中大气之法，再配温阳化气、活血利水之药，常能力挽狂澜，使患者转危为安。

浅谈"血不利则为水"

仲景在《金匮要略》中指出"经为血，血不利则为水，名曰血分"。其意是说妇女月经当行不行或行而不畅，继而出现水肿，这种水肿病之本并不在水，而是在于经血不利，病在血分。治当调畅经血，经血畅行则水肿自除。后世医家在此基础上，提出了很多精辟的论断。如唐容川在《血证论》中曰："瘀血化水，亦为水肿。"何梦瑶在《医碥》中亦云："气、血、水三者病常相因，有先病气而后病血者……有先病血而后病水者。"《医学管见》于此亦有论述："水肿之症，盖水盛而火不能化也，火衰不能化水，故水入之于脾胃者，皆渗入于血脉骨内，血亦化水，肉发肿胀，皆自在之湿也。"这些医家明确告诫我们，临床治疗水肿病，不能见水只知治水，还有一种由于"血不行则病水"的水肿病，要活血、行血以治水，方能奏效。

我近几年来理解"血不行则病水"之病理机转，治愈许多顽固性水肿病。

如患者秦某，女，42岁，农民，自诉面与四肢水肿一年，时发时止。经多方检查，原因不明，中西药罔效。余询其月经，知其月经至或不至，甚者三月一行。月经不行在先，水肿在后。查其舌质暗，舌下脉络青紫，脉沉弦，因此诊为"血不利则为水"的"血水"病，治以四物汤去生地黄，加红花、桃仁、益母草、泽兰、丹参、茯苓、川牛膝，连服5剂，经血至而水肿渐减。后又再服5剂，下次月经按期而来，从此，水肿未再发作。

临床上采用这个原则治疗，不但是月经不利所致水肿病能愈，许多内科病症运用之也取得很好的疗效。如车某，女，46岁，患慢性肾炎2年，经多家医院诊治，病情反反复复，尿蛋白一直为（++ ～ +++），水肿时起时伏，患者请余诊治。余在辨证施治的基础上加活血化瘀药，如泽兰、益母草、丹参、桃仁、赤芍、当归等，调治半年而愈，至今未发。

其他如肝硬化腹水、急性脑卒中、特发性水肿等，都可在辨证论治的基础上加入活血化瘀之品，疗效上佳。

总而言之："血不利则为水"是仲景对《素问》中所提出

的"去菀陈莝"之法在临床上的具体应用。这一理论有效地指导着临床实践，使许多疑难病症得以治愈。

浅议"虚不受补"

何为"虚不受补"？即患者体虚而不能接受补益之谓也。

"虚不受补"这种状况在临证时常常会遇到，如不能正确处治，会影响治疗效果，贻误病情，以致造成不应有的损失。

"虚不受补"大致有以下几方面的表现。

1. 临证时明明表现为一派气虚之象，如体倦乏力、面色萎白、纳差食少、舌淡脉弱等，但用四君子汤加黄芪、山药补之，反而更加乏力，腹胀不适，口淡无味。

2. 临证时明明是面色苍白、全身无力、口唇淡白、脉细无力等一派血虚症状，但用四物汤加阿胶、鸡血藤之类补血之品，患者服后不见有功，反见加重。

3. 临证时明显见到唇红、口干、两颧潮红、全身乏力、口干不欲饮、舌红无苔、脉细数无力等阴虚表现。但用大量补阴之品，如生地黄、石斛、沙参、麦冬之类却无寸效。

4. 临证时显是阳虚之体，见畏寒怕冷、身倦无力、口淡不渴、舌淡脉微等阳虚证候，但用四逆之辈则难见功效。

其实古代医家早有告诫。李时珍说："古人用补药，必兼泻邪，邪去则补药得力，一辟一阖，此乃玄妙，后世不知此理，专于一补，所以久服必致偏胜之害。"古人运用补剂早有制方之妙。如六味地黄汤用三补三泻、异功散要配陈皮、归脾汤中要配木香等，可见配方之玄机也。

我们运用补法，也不能滥补、蛮补，而是要辨证施之，补泻兼施，在大队补品之中，稍佐行气消滞之味。人体受病之后脾气亦必受损，脾虚不能运化，中焦失斡旋之力，补药呆滞胃中，则精微不能运化四旁，补养之剂当然不能发挥作用。如在补剂中加陈皮、木香、麦芽之品，则能理气畅血，充分发挥补药的效能，不会出现"虚不受补"现象。另外，慢性病在初用补剂时用量宜轻，待脾胃运转起来之后，再逐步加重补药之量，这样才能达到补虚的目的。

在运用补血药时，不要把补血药堆积在一起，可加入补气药以佐之。因为有形之血不能速生，无形之气所当急固。少佐行气之品，还能起到补而不滞之作用。

在用补阴药时也不能仅仅把滋阴药叠加运用。可在大队补阴药中反佐一味助阳药，以求"阴得阳助，生化无穷"；在大队补阳药中稍佐滋阴药，使得"阳得阴助，泉源不竭"。

以上是我对运用补药时所出现的"虚不受补"的认识。然在临证时，因每个人的体质差异和症状表现的程度不同，还是要观其具体证候，随证治之。

扶正祛邪是治疗癌症根本大法

癌症是目前世界上公认的未被攻克的顽症之一，它严重地危害着人类的生存。西医学在治疗方面采用的是手术、化疗和放疗，疗效并不甚理想，有的甚至会进一步加重病情。

笔者多年来在临床上遇到数十例癌症患者，通过运用中医扶正祛邪的方法，使大部分患者病情减轻，症状缓解，并延长了生命，于此论之一二，可供其他人学习参考。

正虚邪实是癌症发病的根本原因

扶正祛邪是中医的基本治则之一，是整体观念的重要组成部分。癌症虽然发生于某局部组织器官，但癌症导致的反应却是全身性的，表现为脏腑的损耗、组织的破坏、功能的失调，因此不能只顾局部而忽视整体。早在《内经》中就指出："正气存内，邪不可干，避其毒气。""邪之所凑，其气必虚。"人体是一个有机的整体，癌症这个毒邪之所以导致人体发病，就是因为人体的正气不足。正虚邪实是癌症发生的重要因素。正虚为本，邪实为标。在正虚的基础上瘀毒内生，进而导致脏腑功能失调和气血运行失常，使体内病理产物不能排出，蕴结体内而成癌症。

癌症在治疗过程中还往往有转移的情况。如为乳腺癌患者切除了乳腺，癌细胞又转移到肺部；切除了左肺组织，癌细胞又转移到右肺甚至转移到脑部；截掉了下肢，腹部又有了转移；清除了腹部病灶，肿块又转移到胸部等。如果只治疗局部而不顾整体，只知祛邪而不去扶正，则癌症是永远也不会被攻克。所以要重视整体，顾护人体的正气，治病必求其本，增强患者的抗病能力。清代名医李中梓说过："积之成也，正气不足而后邪气踞之。"李时珍也提倡"养正破坚积"。可见扶正祛邪的理论已源远流长。

扶正祛邪就必须健脾益胃

古人云："四时百病，胃气为本。"人体的正气强弱与脾胃密切相关。脾胃为后天之本，气血生化之源，脾胃健运则气血充盈，正气旺盛，营卫调达，不易患病。仲景在《金匮要略》中针对阴阳气血俱不足，补阴则碍阳、补阳则损阴的复杂情况，提出健运中气，创制了大小建中汤，通过强健脾胃之气从而达到增强患者体质，正强邪自去的目的。

怎样扶正祛邪呢？笔者在实践过程中体会到，只有在补气健脾、培补正气的基础上，再结合现代医学药理研究的成果，哪些中药有抗癌成分，对哪个脏腑的癌症作用较好，有针对性地配伍到治癌方中去。比如消化道癌症，可以在补气健脾的基础上配伍对消化道恶性肿瘤有较好疗效中药，如莪术、预知子（八月札）、壁虎、重楼（蚤休）、薏苡仁、白花蛇舌草、半枝莲等。肺部恶性肿瘤，在补气健脾（培土生金）基础上加入对肺癌有效的中药，如龙葵、冬凌草、鱼腥草、薏苡仁、半边莲等，这样才能取得较好疗效，至少也能延长患者的寿命。但是现在有一些医生，特别是某些治癌专科，只要是癌症，就把有抗癌成分的所谓的"抗癌药"拼凑成一个专方，不管什么癌症都用专方去治，不管什么体质的人都让其服用，结果体质本来就虚弱、脾胃不好的患者服药后，病情越来越重，这是为什么呢？因为他们不懂中医治病的真谛：整体观念、辨证施治、扶正祛邪。犯了"虚虚"之戒，败坏了胃气。胃气一败，百药难施，正气不足，病邪发展，延误了病情，坑害了患者。

典型病例

病例一： 王某，男，54岁，农民，夏县禹王人。

2004年5月的一天忽然感到吞咽时食管有些不适，吃硬食物时胸骨后感到疼痛。在县医院经电子胃镜检查及病理切片活检确诊为食管下段癌，其后又在西安某医院经复查，仍诊断为食管癌。患者看到某治癌专科医院的广告后，就去治疗，结果服了3个月中药，花去了一万多元钱，病情非但没有好转，反而加重了。观其所服之药，尽是破气、破血、消积、软坚、清热解毒等所谓的治癌专药。患者又来到我的中医门诊，要求治疗。

刻诊：患者全身乏力，面色不华，吞咽不利，食硬食物或食稍多时，胸骨后疼痛较甚，胃脘胀闷不舒，时有打嗝、反胃、口干不渴、舌质红、苔厚腻、脉弦滑。

余辨证为脾胃气虚、瘀毒郁滞，治以补气健脾，再配伍有抗癌疗效的中药。

处方：潞党参15g，浙白术20g，茯苓15g，黄芪20g，陈皮 10g，半夏 10g，莪术 12g，鸡内金 12g，重楼 12g，预知子 15g，白花蛇舌草 30g，薏苡仁 30g，甘草 6g，代赭石 10g，10 剂，水煎服。

10 日后患者来诊，病情有些转机。余在前方基础上加重扶正药用量，并让其每日服壁虎末 2 条，分 2 次冲服，早晚各 1 次。2 个月后，患者的病情有了很大的转机，能食一般食物，并且食后也不疼痛，打嗝、反胃明显减少，面部气色好转，予前方继服。3 个月后，经胃镜复查，癌瘤明显缩小，患者非常欣喜，至今健在。

病例二：刘某，男，58 岁，夏县泗交镇人，2005 年 2 月初诊。

患者 1 个月来咳嗽，胸闷气短、痰多，纳差乏力。开始患者并未在意，在本村诊治，诊为支气管炎，用一些抗菌消炎、止咳化痰药，疗效不佳，并且有所加重。在家人劝说下，来到我院中医门诊求冶。

刻诊：患者面色不华，神疲乏力，咳嗽气短，胸闷痰多，咳嗽时伴有胸痛，有时有咳血现象。舌质淡，苔厚腻，脉弦滑。

余诊后，让其拍胸片。胸片示：肺右上叶有块状阴影，边际不清，怀疑肺癌。经 CT 检查后，确诊为肺癌。其家属对诊断有疑惑，在地区医院进一步确诊，结果证实诊断是正确的。患者在地区医院进行化疗、放疗，1 个月后，患者由于化疗、放疗所致的严重不良反应，病情加重，被迫停止治疗，来我院要求中医治疗。余经过全面诊查病情，辨证为肺脾不足、邪毒壅肺，治以补脾益肺、化瘀散结、清热解毒。

处方：太子参 20g，浙白术 15g，茯苓 15g，黄精 15g，黄芪 15g，百部 12g，龙葵 20g，半枝莲 20g，薏苡仁 30g，冬凌草 15g，重楼（七叶一枝花）12g，甘草 6g，水煎服，连服 15 剂。

半个月后患者来诊，诉其服药后病情稍有好转，照前方稍事加减，继续服用。3个月后患者又来复诊，病情大有好转，经摄片示右肺阴影明显缩小，饮食正常，精神大振。患者信心百倍，照前方再行加减，继服2个月，现在患者还健在，每日参加轻体力劳动。

临床发微

综上所述，充分说明扶正祛邪是治癌的重要法则。扶正即是抗癌，祛邪必须有机配合。癌症的早期，正气不太虚时，就要以祛邪为主，稍佐以扶正。如正气已虚，邪毒较盛，就要以扶正为主，兼顾祛邪。总之要观其脉证，辨证施治。

再从以上两个典型病例来看，一个是食管癌，一个是肺癌，均用扶正祛邪之法，使病情明显好转，至今仍然健在，进一步证实了扶正祛邪的重要性。我并非专攻癌症的专家，只是在临床上治疗一些癌症患者，使其病情有所好转或明显减轻，自己感到很欣慰。在这里想把我的点滴体会写出来，与大家共勉。不过我相信癌症是一定能够被攻克的。

《内经》中有句名言，"病不治者，未得其术也"。癌症之所以还没有被攻克，是因为人们还没有完全认识它，还没有弄懂它的病因病机，还没有找到一个绝妙的方法战胜它。但是我也相信，在攻克癌症这个顽症的征途中，中医学是一定能够做出巨大贡献的。也许在这个伟大的宝库中能找出治癌的良方妙药来。

肝气郁结是肝癌的重要发病因素

肝癌，是我国常见的恶性肿瘤，其发病率在所有的癌症中位居第二位。肝癌恶性程度高，病情发展快，治疗难度大，究其病因也是十分复杂的，现在还未被人类了解清楚。笔者多年来从事临床，遇到数十例肝癌患者，对其病因作了一番调查，结果发现此病患者相当一部分与肝气郁结有重要关系。有的由于家庭内部矛盾，夫妻之间、婆媳之间不和谐，发生过激烈冲突，导致双方长期郁闷不舒；有的曾受到强烈的精神打击；有的由于情感意外冲击，精神受到刺激后闷闷不乐等。所以我认为肝气郁结也是肝癌发病的重要因素之一，在此有必要和大家一起讨论。

中医学对肝脏生理病理的认识

中医学认为：肝主疏泄，即疏通畅达之义。在肝主疏泄的功能正常，气机调畅的情况下，人才能气血平和。若肝气不能疏泄而发生抑郁，影响精神情志时，可出现精神抑郁，闷闷不乐，多疑善虑，甚则沉闷。由于气机不畅，气滞肝经郁久则可发生病变。肝主疏泄还有疏通三焦、通调水道的作用，如肝失疏泄，气机不畅，瘀血阻滞，经脉不利，以致水道不行，则可引起水肿或腹水等。

肝主藏血，包括两个含义：一是贮藏血液，二是调节血量。肝有调节全身血液流量的作用。若肝气郁结，气滞则可使血瘀，气血滞于肝经出现胸胁胀痛，日久可见肿块、积聚等。总之，肝既能贮藏血液，又能及时进行调节，因此，人体脏腑组织的功能活动，都与肝脏有密切关系。若发生郁滞气机逆乱，则发生多种病变。

名家对气机郁结致病的论述

历代名医都对气机郁结致病机制作了精辟的论述，现选择几段具有代表性的简述如下。

元代·朱丹溪说："气血冲和，百病不生，一有怫郁，诸病生焉。故人身诸病，多生于郁。"

清·叶天士说："郁则气滞，气滞久则必化热，热郁则津液耗而不流，升降之机失度。初伤气分，久延血分，终成郁劳沉疴。"

清·何梦瑶说:"郁者,滞而不通之义,百病皆生于郁。人若气血流通,病安从作。一有怫郁,当升不升,当降不降,当化不化,或郁于气,或郁于血,病斯作矣……木郁者,肝气不舒也。达取通畅之义……"

明·张景岳说:"凡五气之郁,则诸病皆生,此因病而郁也。至若情志之郁,则总由乎心,此因郁而致病也。"

清·李用粹《证治汇补》说:"郁病虽多,皆因气不周流,法当顺气为先,升提为次,至于降火、化痰、消积,犹当分多少而治。"

明·赵养葵说:"凡病之起,多由于郁,郁者,抑而不通之义。"
可见古人已观察到气机郁结导致发病的机制。

典型病例

1. 王某,女,农民,夏县某村人

由于原配丈夫病逝,后与本村某男组成家庭,因双方子女互相不能平等看待,两人经常吵架生气,心情郁闷不舒,半年后患肝癌,医治无效,又半年后,病故。

2. 曹某,男,工人,夏县某村人

患者一贯性格内向,由于一起案件牵连,公安机关对其进行处理,其精神受到刺激,愤怒不平,感到自己冤枉,情绪郁闷不解。此后查出患了肝癌,医治无效,半年后离开人世。

3. 张某,男,职工,夏县某村人

患者家中有兄弟二人,为赡养老人而经常争吵,闹矛盾,并发生冲突。患者生气郁闷,长期不解,后患肝癌,曾到北京、西安治疗无效,半年后离世而去。

临床发微

通过对数例肝癌患者的治疗和调查及追访,余深刻体会到肝气郁结是导致肝癌发病的一个重要因素。肝气郁结后,情感失于调畅，一方面使肝失疏泄，气机不利，则血液流行不畅，肝络为瘀血所郁结；另一方面，肝气郁结，则横逆而乘脾胃，致使运化失常，水湿内停，与血瘀搏结，日久不化，痞塞中焦，渐致肾脏俱病。气、血、水相互搏结，形成气滞湿阻型鼓胀。正如《沈氏尊生书·肿胀源流》所云"鼓胀……或由怒气伤肝，渐蚀其脾，脾虚之极，故阴阳不交，清浊相混，隧道不通，郁而为热，热留为湿，湿热相生，故其腹胀大。"此与肝癌中后期形成肝腹水，伴发热，久久不退的情况基本相符。

中医通过辨证施治，一定程度上可改善症状，减轻患者的痛苦，延长生命。一般选柴胡疏肝散合平胃散加减。腹水严重者可加攻逐水饮之药，发热重者，加具有清热利湿、解毒抗癌作用的白花蛇舌草、重楼等，随证加减。

从肝论治神经官能症

现代医学认为，神经官能症是由于大脑高级神经和自主神经功能失调引起的一种神经功能障碍性疾病。中医文献中无此病名的记载，但在郁证、脏躁、惊悸、百合病、奔豚、梅核气等病中多有描述。本病症状复杂，累及脏腑广泛，且病程积年累月，发病呈持续性或反复发作，是一种严重危害人们身心健康的疾病。随着人们生活节奏的加快，近年来，本病的发病率有上升的趋势。

从肝论治的病因病机

笔者近几年来在临床上遇到很多神经官能症患者，对其病因病机进行了分析，发现肝郁是本病的致病之本。从肝论治，常能获良好效果。

中医学认为：肝藏血，以血为体，司疏泄，以气为用。肝的疏泄功能对气机的调畅有着重要作用，因此人的精神情志活动，除了为心所主外，与肝的关系很密切。如肝的疏泄功能正常，人才能气血和平，心情舒畅。如果肝气郁滞，影响精神情志，则可出现精神抑郁、闷闷不乐、多疑善虑，甚至沉闷欲哭。因气滞于肝经，可见胸胁胀满。如果肝气疏泄太过而亢奋，影响精神情志，则可出现烦躁易怒、失眠多梦等症。由于气血冲逆，同时可见头胀头痛、目眩头晕等。

本病症的发生，多因生活紧张、竞争激烈、长期精神抑郁或过度精神刺激，导致情志内伤，气机郁结逆乱，以致肝气疏泄失司，枢机不利，诸证丛生。正如朱丹溪所言："气血冲和，百病不生，一有怫郁，诸病生焉。故人身诸病，多生于郁。"张景岳也说："凡五气之郁，则诸病皆有，此因病而郁也。至若情志之郁，则总由乎心，此因郁而病也。"由此可见，气机郁滞是神经官能症的重要致病因素。

从肝论治的辨证分型

（1）肝气郁结：愤怒不平、厌恶憎恨、烦闷不舒、精神郁结，使肝失条达，气失疏泄。症见头晕，胸胁苦满，气短，胸部窒塞感，喜叹气，口淡乏味，舌淡苔白，脉沉弦。

（2）肝气犯胃：因情志不畅，忧思恼怒，则气郁而伤肝，肝失疏泄，横逆犯胃，致胃气上逆。症见头晕头胀，胸满心烦，口苦咽干，胃脘满胀，恶心呕吐，脉弦数。

（3）肝郁克脾：肝主疏泄，可协助脾的运化功能。精神紧张，或长期伏案思索，可导致肝气郁滞，气机不利，横逆乘脾，致脾失健运。症见喜叹息，不思饮食，神倦乏力，两胁作痛，有时便溏，舌质淡，脉弦而虚。

（4）肝郁痰凝：情志郁结，气机不畅，气不行则津液的运行、输布、排泄异常，湿聚成痰，痰气交阻，夹痰上逆。症见咽中不利，自觉咽中如有异物感，咳之不出，咽之不下，胸脘憋闷不畅，时有呃逆，嗳气频频，舌苔白，脉弦滑。

（5）肝火上炎：情志所伤，肝失条达，气郁不疏，气郁日久化火，肝经气火上逆，导致肝火上炎。症见胸满口苦，烦躁失眠，头晕头痛，咽干，五心烦热，尿热尿痛，脉弦数。

以上这些都是神经官能症所表现的证候。患者诉说病情总是滔滔不绝，叙述不完，总觉得浑身上下都是病，症状繁多，无从谈起。

从肝辨治神经官能症

对于该病的治疗，《内经》早有记述。《素问》曰："木郁达之。"《证治汇补》提出："郁病虽多，皆因气不周流。法当顺气为先。"因此，疏通气机为本病的总治则，早期疏通气机对于防止病情发展、发生他病，具有重要意义。

笔者在临床上治疗选方，如肝气郁结，用柴胡疏肝汤加减；肝气犯胃，用柴平汤加减；肝郁痰凝，用半夏厚朴汤加味；肝火上炎，用丹栀逍遥散加减。如果病久体虚，就要用补肾养肝之法。总之，要观其脉证，随证治之。

总而言之，肝气郁结是神经官能症的主要病因。用现代化仪器检查，一般无器质性改变。这时就要发挥中医的特色，从肝论治。以疏肝解郁、调畅气机为基本治则，效果常常十分良好，病情很快能够得到控制。实践反复证明，从疏肝解郁论治神经官能症的确是个有效途径。

治病必明脏腑经络

经络学说是中医学理论体系的重要组成部分，它能较完整地阐述人体的生理功能、病理变化，指导临床诊断和确定治病方法，所以历代医家都十分重视经络学说，并用以广泛指导临床各科疾病的治疗。笔者多年来在实践中体会到，在临床上只要确定是哪个脏腑经络的病变，循经选方用药，多能取得良好疗效。略举案例三则，以资佐证。

疏利太阳经，治愈颈椎病

项背强痛，原为风寒之邪侵袭于太阳经，经久不解，导致本经气血不能疏畅。因项背部为太阳经循行之处，感受风寒后寒邪凝滞，经气运行不利而致。现代医学所称的颈椎病，表现也是项背强痛，活动不适，酸困非常，有的兼有上肢麻木和眩晕。经 X 线摄片或 CT 检查发现，颈椎生理曲度消失、变直，大部分椎体边缘有骨质增生或椎间孔变形，导致气血循行失常，阻滞津液，使之不能输布，经脉失养，以致出现上述症状。用桂枝加葛根汤加味治之，常可取得良好疗效。

病例：杨某，女，35 岁，夏县南关人，工艺厂职工，2003 年 4 月 13 日初诊。主诉半个月前的一天，突然感到颈部强硬疼痛，酸困非常，左右活动加重，抬头也感困难。经按摩、针灸治疗并服西药，还服几剂中药，少有疗效，还是难以忍受，遂来我院中医门诊求治。经余诊后，辨为太阳经腑不利，气血运行不畅。

处方：桂枝加葛根汤加味。桂枝 12g，白芍 10g，葛根 30g，丹参 15g，红花 10g，鸡血藤 20g，防风 12g，羌活 10g，威灵仙 10g，枳壳 9g，甘草 4g，4 剂，水煎服。

4 日后患者来复诊，诉 4 剂药服完，病去大半。照前方继服 4 剂，治愈，之后已 3 年有余，从未复发。

和解少阳经，治愈坐骨神经痛

坐骨神经痛是常见的疑难病之一，病因复杂，治疗棘手，医者大都用温经散寒、活血化瘀、舒筋活络常法治之，疗效不佳。笔者根据坐骨神经的通路符合少阳经循行的部位，即从臀部向下放射到大腿内侧，至小腿外侧和足背外侧，放散掣痛、酸困。选用和解少阳的主方小柴胡汤加味治之。

病例：张某，男，58岁，农民，夏县张家坪人，2001年4月5日诊。

患者坐骨神经痛已月余，在本村输液打针、服西药、吃中药都没有明显疗效。刻诊：患者下腰部不适，疼痛从臀部向下放射到大腿至小腿外侧、足背外侧，放散掣痛、酸困，有时痛得彻夜难眠，行走百米远就要蹲下休息。舌质红，舌苔腻，脉弦滑有力。

余诊后沉思良久，本病常法不效，需另辟新径。患者疼痛部位按经络循行属少阳胆经所过。辨证属少阳枢机不利，气血郁滞不通。

方用少阳主方小柴胡汤加味：柴胡12g，黄芩10g，半夏10g，川芎10g，川牛膝12g，薏苡仁2g，鸡血藤15g，当归10g，忍冬藤20g，红花9g，甘草6g，4剂，水煎服。

4剂服完，疼痛明显减轻，行走基本不痛。又服4剂，治愈，至今未发作。

清解阳明经，治愈前头痛

阳明经在面部循行最广泛，上至额，下至颔，中至鼻，左右至颊，几乎整个面部都为阳明经脉循行所布，无处不到，所以有"阳明主面，治面要取阳明"之论。仲景在《伤寒论》第48条说："二阳并病……因转属阳明……设面色缘缘正赤者，阳气怫郁在表，当解之熏之。"在临床上，前头部（即额部）及眉棱骨部疼痛极为常见，但用一般西药止痛药，或不按经络循行选药，叠加一些祛风止痛中药，疗效并不显著。按照经络循行路线选方用药，常能取得理想疗效。

病例：王某，男，农民，大庙人，2004年6月10日初诊。患者前额部及眉棱骨处疼痛剧烈，但有规律，早上和晚上不痛。早上八九点钟，太阳出得很高时开始发作。不能在太阳下活动，否则就疼痛难忍。眼睛畏光难睁，眉棱骨部有酸困沉重感，面色红赤，舌质红，舌苔厚腻，脉洪滑有力。余诊后，治以清解阳明、行气化痰。方用白虎汤加味治之。

处方：知母12g，石膏20g，葛根15g，黄芩10g，茯苓12g，白芷10g，半夏9g，天麻6g，陈皮9g，甘草3g，3剂，水煎服。

3日后患者来诊，病情大为好转，已基本不痛，能在太阳下劳动了。照前方稍事加减，继服3剂，病已愈3年，未再复发。

综上所述，可知经络在治疗疾病中的作用是极为重要的。《内经》中以大量篇幅论述了经络的生理、病理及诊断和治疗，并在《灵枢·卫气》中说："能别阴阳十二经者，知病之所生。"仲景在《内经》的基础上发展了经络学说，并作《伤寒杂病论》一书，创立了六经辨证，奠定了辨证论治的先河。使经络学说具体运用于临床实践中。此后，经络学说代有发展，如清代名医喻嘉言说："不明脏腑经络，开口动手便错。"进一步强调了经络的重要性。但是现在一些中医医生对经络学说不够重视或学而不用，有的疾病久治不愈，也不知循经选方用药，只埋怨中医这不行、那不对，忘记了经络学说的巨大作用。笔者在临床实践中深刻体会到：治病必须重视脏腑经络，能有效提高临床疗效。

类风湿关节炎治疗经验

类风湿关节炎是一种慢性自身免疫性疾病，是临床上的多发病、难治病，发病率呈逐年上升的趋势，致残率较高。根据其表现，可归属于中医"历节病""痹证"等范畴。

中医学对类风湿关节炎的治疗已有上千年的历史，积累了丰富的治疗经验。临床实践表明，中医在抗炎、镇痛、免疫等方面有很好的疗效，且副作用小。

我十多年来对类风湿关节炎进行深入的探讨和研究，也取得了一些治疗经验，治愈和好转的患者达数十人。我体会到：类风湿确实难治，容易复发，这是事实。但是我们要抓紧早期治疗、综合治疗、辨证论治与专方专药相结合，严谨配伍选方，草木药、虫类药、毒性药密切配合，认真辨清寒热虚实，还是能够大大提高治愈率和好转率的。

寒证与热证必须辨清

类风湿关节炎最常见的变化是寒热。一般而论，早期、急性期多湿热，后期多虚寒，但是也有早期即表现为寒证者，所以我们一定要根据患者的症状、面色、局部皮色、温度及舌苔、脉象，审证求因，分清寒热真假。是实热症，就要"热者寒之"，选用大队寒凉祛风湿药，佐少量辛温之品治之。是寒湿症，就要"寒者热之"，选用大队辛温散寒药，并配伍活血、利湿之品治之。如果我们的医生连寒证与热证都辨不清，那么治疗就更无从谈起了。

但是临床上往往有这种情况，寒湿郁久变为湿热，湿热型的热去而寒湿仍存。特别在治疗过程中，温阳太过，使寒证转化为热邪伤津；热症者，寒凉剂服之过多，转为虚寒证。所以要遵循仲景倡导的治疗原则："观其脉证，知犯何逆，随症治之。"只有这样，才不至于寒热分不清，转败为胜，早日治愈患者。

实证与虚证要审察明确

类风湿关节炎属于"顽痹"，其病因不明，病机复杂。风寒、湿热、痰浊、瘀血均可导致本病。病邪痹阻经络，气血不通，故实证多。在早期表现出一系列实证，如晨僵、肢节疼痛、肿胀、发热恶寒、全身酸楚等症状。后期多虚证或虚实夹杂。张仲景在《金匮要略》中强调，本病之因是气血失调，肝肾亏损，所以治疗应该寓补于通。即使在病变的早期也要注意补益肝肾，在大量祛邪方药中酌加熟地黄、桑寄生、川续断等药。若肿痛已消，则宜调气血、补肝肾以图治本。若专事通散，往往可见一时之效而正气更伤，病情很快复发，变证多端。正如张景岳所说："是以治瘘之法，最宜峻补真阴，使血气流行，则寒邪随去。"在临床上，大多数医者往往注重祛邪而忽视扶正，故提出来以引起重视。

经方在类风湿疾病治疗中的运用

中医学的发展已有数千年的历史，无疑对类风湿关节炎的治疗积累了很多经验，其治疗方剂达数百首之多。但是哪些方剂临床疗效较为理想，比较符合类风湿关节炎的病因病机呢？从我几十年的临床实践中体会到，还是经方的疗效独特。什么是经方呢，就是张仲景《伤寒论》与《金匮要略》所载的方剂。清代名医徐大椿说："唯仲景独祖经方而集其大成，唯此两书真谓经方之祖。"因为这些方剂配伍严谨，用药精简，历经1700多年而不衰。早在东汉时期张仲景就有专篇论述，比如在《金匮要略·中风历节病脉证并治》中说："诸肢节疼痛，身体尪羸，脚肿如脱，头眩短气，温温欲吐，桂枝芍药知母汤主之。""病历节，屈伸不利，疼痛，乌头汤主之。"

"桂枝芍药知母汤"用之较多，义理深奥，疗效卓著，堪称是包含仲景治瘘思想的一颗明珠。多少年来，诸多医家用此方治疗类风湿关节炎取得了较好的疗效。著名中医赵锡武说："近代所谓类风湿关节炎多谓不治，但历年我曾以桂枝芍药知母汤治愈多人。"可见经方效力之宏，起沉疴，救痼疾，绝非偶然。多年来我最喜欢用的也是桂枝芍药知母汤，在运用时每每加入青风藤、黄芪、怀牛膝、鸡血藤、当归。实践证明，加味后的桂枝芍药知母汤在抗炎、镇痛、消肿方面有明显优势，治疗效果明显提高，并且有明显的免疫调节作用。

虫类药对类风湿的治疗作用

虫类药者，是动物药中一部分，其中包括一些昆虫、软体动物、环节动物以及小型爬行类动物，多具有一定毒性，常用的如全蝎、蜈蚣、乌梢蛇、蚂蚁等。把虫类药用于治疗顽痹者，首推清代名医叶天士。他说："风邪留于经络，须以虫蚁搜剔。"在他的《临证指南医案》中对痹证治疗颇多发挥，如热痹、湿热痹、顽痹、久痹主用虫类之药，使痹证治疗向前推进了一步，开辟了用药的新途径。

近代名医朱良春先生研究虫类药四十余载，于虫类药的临床运用建树良多，特别对类风湿这个顽痹的治疗，他主张益肾壮督，虫类搜剔，通络蠲痹。他所研制的益肾蠲痹丸，组成中共十五味药，其中八味是虫类药。朱老先生深有感触地说："痹证日久，邪气久羁，深入筋骨，气血凝滞不行，变生痰湿瘀浊，经络闭塞不通，非草木之品所能宣达。必借虫蚁之类搜剔窜透，方能浊去凝开，气通血活，经行络畅，深伏之病邪除，困滞之正气复。"朱老先生几十年经验之谈，说得是何等确切。我在临床上也常于大队草木药中加入几味虫类药，疗效明显提高。可以说虫类药是治疗类风湿疾病必不可少的一部分。

毒性药是治类风湿的重要组成部分

所谓毒性药者，因其有毒之故。毒性药性猛峻烈，历来将此类药称为霸道之品、虎狼之药。善于运用者可起沉疴、愈顽疾，如用之不当，则易克伐伤正，起祸在顷刻之间，甚至引起中毒或死亡。许多医者，宁可治之无功，也不敢贸然使用此类药。

天下有奇怪之病，病因不清，疑难顽症，如类风湿、癌症之类，就会有奇怪之药来治之，如川乌、草乌、马钱子、雷公藤等。这些剧毒药如果炮制得法，运用得当，的确能治顽疾，攻克疑难杂症。在运用毒性药治顽痹方面，张仲景早已开辟了先河。《金匮要略》中记载："病历节，不可屈伸，疼痛，乌头汤主之。"只要是寒湿引起的类风湿，运用本方确能取得良效。后世许多医家在经旨的引导下，治疗证时大胆运用川乌、草乌、马钱子之类的毒性药物，都取得了好的效果。

现代著名教授王士福运用毒性药治疗证有着丰富的经验。他治寒痹，每每二乌并用，大剂量间歇服用。他说："二乌皆温散宣痹之药，川乌缓而持久，草乌效速而不耐久，并用效速而耐久。"他的体会深刻且具体，为我们使用川乌、草乌这类毒性药提供了宝贵的经验。还有许多著名老中医使用毒性药治疗的经验都十分可贵，值得我们借鉴运用。我所研制的"风湿效灵丸"，其组成就是草木药、虫类药、毒性药、扶正药、祛邪药配合在一起，用于临床，疗效独特，其临床效果有待更多的实践进一步验证。

总而言之，从古至今，凡是治痹之大家，都是运用毒性药的高手。不难看出，毒性药在治疗类风湿方面确有其独到之处，有待进一步探讨研究。

治疗类风湿关节炎两首经验方

我根据类风湿关节炎的病因病机，辨证分析，精选方药，组成以下两首方子。十多年来经过临床大量病例的实际观察，效果较好。现介绍如下，供参考使用。

【类风湿 1 号方】

生麻黄 6g，青风藤 12g，白芍 15g，黄芪 15g，防风 12g，当归 10g，桂枝 12g，桑枝 30g，路路通 12g，炮附子 6～9g，甘草 5g，白术 15g。

本方用于类风湿关节炎早期四肢关节肿痛。辨证属风寒湿型者。如疗效不佳者可加全蝎 4g（冲）、蜈蚣 2 条（冲）、制川乌 3～6g。

【类风湿2号方】

秦艽 10g，豨莶草 20g，忍冬藤 20g，丹参 10g，地龙 10g，防己 10g，防风 12g，桑枝 30g，桂枝 6g，川牛膝 10g，薏苡仁 20g，甘草 5g。

本方用于类风湿关节炎，辨证属于风湿热证型者疗效较好。如疗效欠佳者，可加穿山甲（代）6g，僵蚕 10g。

从筋痹论治坐骨神经痛体会

筋痹证为五体痹证之一，凡风寒湿热之邪客于筋或外伤于筋，或气血肝肾不足，筋脉失养，出现筋急拘挛、抽掣疼痛、关节屈伸不利等症者，谓之筋痹症。

1. 历代认识

筋痹证源远流长，历代医家均有论述，并积累了丰富的治疗经验。早在《素问·痹论》中就有明确的论述，曰："风寒湿三气杂至，合而为痹也……以春遇此者为筋痹……筋痹不已，复感于邪，内舍于肝。"《素问·四时刺逆从论》说："少阳有余病筋痹胁满，不足病肝痹。"指出筋痹的形成是感受风寒湿邪，致使少阳有余。若筋痹日久不愈，"少阳不足"，就会发生肝痹。

关于筋痹的证候，《素问·痹论》说：痹，"在于筋则屈不伸"。《素问·长刺节论》说："病在筋，筋挛节痛，不可以行，名曰筋痹。"简明扼要地描述了筋痹的主要特征——筋屈不伸，拘挛节痛，步履艰难，肝脉微涩。

此外，《内经》还谈到了针刺治疗筋痹的原则，如"刺筋上为故，刺分肉间，不可中骨也"。

《中藏经》认为肝肾亏虚是筋痹形成的内因，并提出了

"活血以补肝，温气以养肾"这一治疗本虚标实型筋痹的重要治则。

《诸病源候论》据筋痹的主要症状，将它归在"风四肢拘挛不得屈伸候"，阐述了筋痹发生的机制，其曰："此由体虚腠理开，风邪在于筋故也。"

宋·《圣济总录》在痹症门中列有筋痹条，共载方四首。从其用药分析，大致把筋痹分成风盛、湿盛、肝肾亏损及肝经虚寒四型。

宋·许叔微的《普济本事方》创造了治疗筋痹的著名方剂——羚羊角散，用于临床，疗效十分满意。

从筋痹证候来看，类似于现代医学的坐骨神经痛。在坐骨神经痛的中医治疗方面，近十几年里有了很大进展，创立了许多行之有效的方法。笔者近十多年来在这方面也进行了探讨和研究，创制了治疗坐骨神经痛的新药——坐骨愈痛丸，用于临床，取得了良好的疗效，有效率可达90%以上。

2. 病因病机

凡外感、内伤之邪，皆可导致足太阳经和足少阳经经气不利，或邪阻经脉，气血运行不畅，不通则痛，或气血津液不足，脉络失养，不荣亦痛。总之，本病多因风、寒、湿、热、瘀、痰、虚致病。

（1）感受外邪：因久居潮湿，涉水冒雨，气候剧变，冷热交错，风寒湿邪乘虚侵袭人体，留于肌肉，淫于经脉，气血痹阻而病。如《素问·痹论》曰："风寒湿三气杂至，合而为痹也……以春遇此者为筋痹。"

（2）湿热侵袭：岁气湿热行令，或长夏之际，湿热交蒸，易感此邪，或风寒湿邪蕴日久，郁而化热而成湿热，湿热蕴结，阻塞经脉，气血阻滞而痹痛。如朱丹溪云："腰痛主湿热。"

（3）瘀血阻闭：跌仆损伤，或体位不正，腰部用力不当，屏气闪挫，损伤经脉气血，或因久病，气血运行不畅，皆可致瘀血内停经络，气血阻滞不通而疼痛由生。如《素问·刺腰痛论》云："举重伤腰……恶血归之。"

（4）肝肾亏损：先天禀赋不足，或劳累过度，或久病体虚，或年老体衰，或房事不节，以致肾气亏损，无以濡养筋脉，或脾胃虚弱，气血生化乏源，气血亏虚，筋脉不荣而痛。

概而言之，本病病位主要在经络。经络受邪，气血阻滞，不通而痛。或肝肾气血不足，经脉失养，不荣亦痛。病因之间互相转化，或相互兼夹。

3. 辨证论治

（1）寒湿痹阻型

主症：患肢抽掣疼痛，酸胀沉重，抬举困难，遇寒加重，得温则舒，小便清利；口不渴，舌淡胖，苔白腻，脉沉弦或紧。

治则：温经散寒，祛湿舒筋。

处方：乌头汤加味。川乌（先煎）9g，麻黄9g，黄芪20g，白芍15g，细辛6g，桂枝12g，炙甘草6g，木瓜15g，伸筋草15g，乳香6g。

（2）湿热痹阻型

主症：肢体沿经脉走向出现掣痛、胀痛或灼痛，见热则剧，伴口苦、咽干、面色灰垢，舌红，苔白厚腻或黄腻，脉濡数或滑数。

治则：清热利湿，舒筋活络。

处方：四妙散加味。黄柏9g，苍术10g，木瓜9g，川牛膝9g，薏苡仁30g，丝瓜络20g，萆薢15g，蚕沙12g，忍冬藤20g，秦艽12g。

（3）瘀血阻滞型

主症：疼痛如锥刺，固定不移，痛不可按，寒热多不明显，面色晦滞，舌色紫暗或有瘀斑，苔白，脉沉涩或细弦。多有扭挫外伤史。

治则：活血化瘀，舒筋通络。

处方：桃红四物汤如味。当归 15g，生地黄 12g，川芎 12g，赤芍 12g，地龙 9g，桃仁 10g，川牛膝 12g，红花 12g，伸筋草 15g，甘草 5g，路路通 10g。

（4）肝肾不足型

主症：筋痹日久，缠绵难愈，反复反作，疼痛隐隐，筋屈不伸，步履不利，肌肉消瘦，肢体乏力，伴腰膝酸痛，头晕耳鸣，舌淡苔少，脉沉细无力。

治则：补肝益肾，舒筋通络。

处方：舒筋丸加味。熟地黄 25g，山萸肉 9g，炒杜仲 9g，枸杞子 9g，明天麻 7g，海桐皮 9g，木瓜 15g，当归 9g，怀牛膝 9g，炙甘草 9g，制乳香 9g。

坐骨愈痛丸治疗325例坐骨神经痛疗效观察

十多年来，我运用自己研制的坐骨愈痛丸对 325 例坐骨神经痛的患者进行了疗效观察，取得了很好的疗效。现总结如下。

1. 研制坐骨愈痛丸的缘由

坐骨神经痛是多发病，也是疑难病。1986 年至 1990 年，我在泗交医院工作期间，接诊了很多坐骨神经痛患者。每当我看到他们拄着拐杖或拖着下肢，忍着疼痛来找我诊治的时候，我感到有说不出的痛心。由此，我产生了研究探讨治疗坐骨神经痛的新途径的想法。于是我博览群书，精选方药，经过很长时间的深思熟虑，终于试制出治疗坐骨神经痛的一首方剂，名之曰"坐骨愈痛丸",进而用于临床,观察疗效。

老干部任某患坐骨神经痛一年多,四处求医,疗效不佳,他听说我能治此病,便来求治,予以坐骨愈痛丸治疗。患者服用3日后有明显效果,服用半个月后,其病竟然奇迹般地治愈了。这个病例对我震动很大。我又观察了十多例患者,都不同程度地取得了疗效。以后凡遇到此类病症。我均给患者处以"坐骨愈痛丸"。1989年4月,《运城报》登载了我治疗坐骨神经痛有新招报道后,更加引起了轰动,运城、绛县、闻喜、临猗等许多县的患者纷纷来到我院求治,服药后都取得了较好疗效。有些患者病痛多年,久治不愈,服药2个疗程后得以治愈。从此,我研制的坐骨愈痛丸大量用于临床,结果都取得了很好效果。

2. 诊断依据

所有病例的诊断标准根据《神经病学》关于坐骨神经痛的诊断:①坐骨神经分布区域内有压痛、放射性传导性疼痛和不同程度的感觉障碍。②患侧跟腱反射减弱或消失,直腿抬高试验阳性。③根性坐骨神经痛可有椎旁压痛点,在咳嗽、喷嚏、屏气用力时可出现疼痛和放射痛。④继发性坐骨神经痛者,腰椎X线或腰椎CT、磁共振检查可有异常发现。

3. 一般资料

325例患者均在门诊治疗观察及追踪随访。其中男性246例,女性79例。年龄最小17岁,最大72岁。病程最短者7日,最长者3年。原发性61例,继发性264例。

4. 疗效标准与治疗结果

治愈:临床症状消失,功能活动如初,随访1年未复发。

有效:临床症状未完全消失,能参加一般工作和劳动。

无效:治疗前后症状无改善。

治疗结果：治愈 231 人，有效 64 人，无效 30 人。有效率达 90% 以上，治愈率达 70% 以上。

5. 方药

坐骨愈痛丸配方：制马钱子 110g，土鳖虫 90g，川牛膝 100g，全蝎 40g，蜈蚣 20 条，制川乌 80g，制乳香 80g，威灵仙 110g，海风藤 100g，僵蚕 90g。

制法与用法：上药共为细末，装胶囊，每次 5 粒，每日 3 次，15 日为 1 个疗程。

6. 典型病例

病例一：曹某，男，58 岁，夏县运输公司职工，患坐骨神经痛 3 年多，四处求医，运用多种治疗方法，均疗效不佳，每年都要发病 1～2 次，患者极度痛苦，不能正常工作。近期又发病，经人介绍到我处求治。经过检查后，诊断为继发性坐骨神经痛，随即给予坐骨愈痛丸，1 个疗程。患者服完药后病情大为减轻，又服 1 个疗程。2 个疗程药服完后病愈。至今已 10 余年，再未复发。

病例二：侯某，男，46 岁，平遥县百货商场售货员，患坐骨神经痛 3 年多，曾多处求医，未能治愈。此次发作更为严重，右侧下肢疼痛剧烈，从右侧臀部向下扩散到小腿中部及外侧，有时放射至足跟部。阵发性疼痛，白天较轻，入夜加重，难以入睡，肢体移动时更觉牵引抽痛，到处求医，疗效不佳。一个偶然的机会，患者在《运城报》上看到我治疗坐骨神经痛的报道，于是来到我院求治。给予其坐骨愈痛丸，服用 2 个疗程。当服完 1 个疗程后，患者的病情明显减轻，2 个疗程服完，病情痊愈。至今已十年之久，从未复发。后来他给我写了感谢信信中说："你配的药真是治疗坐骨神经痛的神药。"

7. 临床发微

坐骨神经痛属中医"筋痹"范畴，也是疑难病之一，诊断容易，治疗困难，病者痛苦，医者棘手。近年来治疗虽有进展，但疗效尚不能令人满意，多数病例复发率高，有的久治不愈。近十多年来，我对本病进行了认真探讨，初步摸索出治疗坐骨神经痛的新途径，研制出"坐骨愈痛丸"，用于临床，疗效甚佳。

方中用剧毒药马钱子消肿散结、通络止痛，是治疗坐骨神经痛的要药。近代名医张锡纯称："其开通经络，透达关节之力，远胜于他药。"《串雅补》云："此药走而不守，有马前之名，能钻筋透骨，活络搜风，治风痹……遍身骨节疼类风不仁等证。"土鳖虫能破血逐瘀，续筋接骨，直达腰府。近代名医章次公认为土鳖虫长于活血化瘀、通络镇痛。川牛膝活血化瘀，治膝痛不可屈伸，能引诸药下行。全蝎、蜈蚣，二药均善于走窜搜剔，能入络搜剔深在之风毒，合用之祛风活络、息风止痉功效增强。川乌也是大毒之品，但其通阳开痹、逐寒湿、止痹痛之功效十分显著，用时必须严格掌握剂量。威灵仙辛散善走，性温通利，能通行十二经脉，既可祛风湿，又能通经络、止痹痛。海风藤祛风湿、通经络，为治筋脉拘挛的要药。乳香活血舒筋，僵蚕化痰祛风，为治麻木的要药。本方以毒性药为君，虫类药为臣，活血化痰通络药为佐，祛风除湿散寒药为使，配伍合理。

在治疗实践中体会到：治疗坐骨神经痛之类顽痹，必须以霸道药、王道药巧妙配伍，才能攻克此顽症。

坐骨神经痛治疗经验

坐骨神经痛既是一个独立的疾病，也是由很多病因所导致的一个症状，属于中医"筋痹""腰腿痛"范畴。中医认为本病因风寒、湿热、痰瘀痹阻经络，气血运行受阻，不通则痛。现代西医认为本病大多由于腰椎间盘突出或膨出，或骨质发生退行性病变压迫神经所引起。

笔者体会到临证时必须辨证求因，审因论治，弄清其症状表现的几个主要病因病机，选择适宜的方药，就能取良好疗效。

42

疼痛与酸困

坐骨神经痛患者主要的痛苦是疼痛与酸困。先辨疼痛。"痛则不通，通则不痛。"风寒、湿热、痰瘀均可引起经脉不通，但以寒邪和瘀血引起的疼痛较甚。《素问·痹论》说："痛者，寒气多也，有寒，故痛也。"所以寒主痛。寒主凝滞，人体气血遇寒则凝滞不通，不通则痛，所以在临证时要仔细审证，如果是寒湿引起的痹痛，治疗就要散寒除湿、通络止痛，重用细辛、附子、桂枝、制川乌等。如果是瘀血阻塞经脉，气血不通，不通则痛，则其痛处固定不移，痛如针刺拒按，患者辗转不安，难以忍受。治疗就要以活血化瘀为主，重用红花、川芎、鸡血藤、制乳香、制没药、五灵脂等。再说酸困。临证有的表现为下肢酸楚困重，难以忍耐，考其原因，大都由于湿浊之邪引起。《内经》曰："伤于湿者，下先受之。"因为湿性重浊，湿邪滞留经络，则阳气不布，气血闭阻，所以肌肉困重酸沉，下肢酸懒发沉。治疗时要分清是寒湿还是湿热，分别给予温化或清化，在主方基础上加重化湿利湿之品，如薏苡仁、萆薢、木瓜、防己等。

拘挛与麻木

坐骨神经痛患者另有表现为拘挛与麻木，诊治时要分清其病因病机，"观其脉证，知犯何逆，随证治之"。拘挛表现为筋脉拘急，肌肉酸痛屈伸不利，大多是病程日久，寒热之象不甚明显。此乃风寒湿邪滞阻经络、筋脉，气血流行不畅，筋脉失于濡养所致。治疗要舒筋活络，使气血周流。药用木瓜、鸡血藤、伸筋草、五加皮、薏苡仁等。再说麻木。麻木主要发生在患病多日后，患者主诉下肢麻木不止，如虫蚁之行。此乃营卫失调，风痰阻络，阻碍营卫运行。正如《内经》所言："营气虚则不仁，卫气虚则不用，营卫俱虚则不仁不用。"朱丹溪主从气虚湿痰内阻，气血运行不利辨治。治疗应调和营卫、化痰和血、通经活络，药用桂枝、白芍、半夏、制天南星、茯苓、丹参、当归、陈皮等。

寒证与热证

坐骨神经痛也要分清寒证与热证。因为寒热是辨别疾病性质的两个基本纲领，是人体阴阳偏胜或偏衰的病理反映。本病总的来说是寒多热少。属于寒证者，寒起于感受风寒湿之邪，或素体阳气不足，复感风寒湿邪，下肢疼痛，活动不利，恶寒怕冷，舌淡，苔白，脉沉弦或紧，治疗以温经散寒、祛湿通络为主。属于热证者，起于感受风湿热之邪，或风寒邪湿邪郁久，因阴虚之体化热，下肢无冷感，时有发热，兼见口渴尿黄、便干、脉数等，治疗就要清热利湿、通络止痛等。

综上所述，坐骨神经痛患者不管表现为疼痛与酸困，还是拘挛和麻木，都是由于邪阻经络，气血运行不畅所致，治疗以通为主。

【坐骨神经痛专方】

木瓜 12g，秦艽 10g，当归 15g，防风 12g，鸡血藤 24g，甘草 6g，炮附子 6g，白芍 15g，薏苡仁 20g，海风藤 10g，红花 10g，川牛膝 15g。

增生性关节炎治疗的三大要则

增生性关节炎是中老年常见病、多发病，缠绵难愈。笔者结合多年来的治疗经验，总结为以下三大要则。

补肝肾

增生性关节炎病在筋骨。因肝藏血、主筋，肾藏精、主骨，肝肾亏虚，精血不足，筋骨失养，腠理空虚，才易导致骨质变化，因此，肝肾亏虚是形成本病的首要条件。此病多发生在中年以后，《内经》有"男子八八，女子七七，虚衰之象渐显""肝气衰，筋不能动""肾脏衰，形体皆极"等描述，所以肝肾亏损是增生性关节炎发病之根本，"治病必求其本"，这个"本"就是补肝肾、强筋骨。

主症：腰膝酸软，骨节疼痛，屈伸不利，筋肉萎缩，肢体麻木。遇劳加重，且反复发作。可伴见面白无华，头晕耳鸣，筋脉拘挛，舌质淡、苔白，脉沉无力。

方法：六味地黄汤加减。熟地黄 25g，山药 10g，山茱萸 10g，茯苓 10g，枸杞 12g，骨碎补 12g，鹿衔草 15g，当归 10g，鸡血藤 15g，怀牛膝 12g，红花 6g，水煎服。

化痰瘀

由于肝肾亏虚，气血不足，阳气气化无力，气为血帅，统血无力，则必气滞血瘀，肾虚和血瘀的明确关系经现代医学研究也已经确认。瘀血直接导致筋骨失养，是导致增生性关节炎发生发展的重要环节，也直接关系到治疗效果。增生性关节炎之痰湿是病理产物，也是重要致病因素，瘀血停滞，久而化痰，痰湿阻滞，抑制气血运行而加重瘀血，故痰瘀是导致增生性关节炎的重要因素。所以，活瘀血、化痰浊是治疗本病的重要治则。

主症：肢体关节疼痛，痛处固定，局部有僵硬感，或肿胀，或双膝关节疼痛，行走困难，两下肢或见麻木，舌质暗，苔腻，脉弦滑。

治则：活血化瘀，祛痰通络。

方选：桃红四物汤合温胆汤加减。当归 10g，赤芍 9g，川芎 9g，熟地黄 15g，红花 12g，桃仁 10g，川牛膝 10g，半夏 10g，茯苓 15g，枳壳 10g，陈皮 10g，薏苡仁 20g，水煎服。

祛寒湿

增生性关节炎属中医"痹证"范畴，此类患者大多素体虚弱，腠理不密，易遭外邪的侵袭，特别是寒湿之邪。正如清代林珮琴指出："诸痹……良由营卫先虚，腠理不密，风寒湿乘虚内袭，正气为邪所阻，不能宣行，因而留滞，气血凝涩，久而成痹。"所以本病大都由寒湿之邪入侵肌体，闭阻气血，留着经络关节，影响正常生理功能而发病。

主症：肢体关节酸楚疼痛，痛处固定，或有明显的重着感，或关节处表现为肿胀感，关节不灵活，畏风寒，舌质淡，苔白腻，脉沉弦，或弦紧。

治则：散寒除湿，温经通脉。

方剂：蠲痹汤加减。羌活 12g，独活 12g，桂枝 10g，秦艽 10g，当归 10g，川芎 10g，乳香 6g，甘草 5g，萆薢 12g，木香 5g，水煎服。

总而言之，增生性关节炎的治疗是比较棘手的，但只要灵活运用三大要则，辨证求因，审因论治，或补肝肾与化痰瘀相结合，或补肝肾与祛寒湿相结合，或补肝肾、化痰瘀、祛寒湿相结合，谨守病机，合理组方，就能较快地改善症状，坚持用药 1～2 个疗程，病情就会逐渐得到缓解。

治阳痿不能专于补肾

阳痿是最常见的男性性功能障碍，通常是指性交时阴茎不能勃起或虽勃起而不坚，或勃起不能维持，以致不能完成性交全过程的一种病症。阳痿古医家又称之为"阴痿""筋痿""阴器不用""不起"等。

一般医者习惯从肾虚、命门火衰论治，如张介宾《景岳全书》谓："凡男子阳痿不起，多由命门火衰，精气虚冷，火衰者十居七八。"故后人习以为常，特别是现在的一些医生，一遇阳痿之病，不细辨脉证，概从肾虚论治，执笔遣方，多用补肾壮阳之品，如鹿茸、海马、海狗肾、巴戟天、韭菜子、淫羊藿等，拼凑一方，美其名曰"治阳痿专药"。如确是命门火衰，肾精不足，则补肾壮阳是当务之急，或许亦能奏效。但我多年临床治阳痿数十例，单纯肾虚火衰者为数不多，反倒是有许多肝气郁结、肝经湿热、瘀血阻络、心肾不交、肝血不足的证型存在。所以，临证时必须观其脉证，辨证论治，随证治之。

根据多年治阳痿经验，首先必须在诊断上要过硬关，故总结几条辨证要点如下。

1. 分清虚实

《明医杂著》云："男子阴痿不起，古方多云命门火衰，精气虚冷，固有之矣。然亦有郁火甚而致痿者。"故本病有虚实之分，不可概作虚证。肝气郁结、肝经湿热、瘀血阻络者属实证；命门火衰、肝血不足、心肾不交者属虚证。青壮年多实证，老年人多虚证，还有表现为虚实夹杂证。

2. 明辨病位

因病因不同，阳痿的病位亦不同，因郁、火等情志所伤者，病位在肝，突遇不测，大惊卒恐者，病位在胆、心、肾。

外侵者，病位多在肝经。内蕴湿热者，往往先犯脾，后侮肝；房劳伤肾，命门火衰则病位在肾。临床上有时单一脏腑发病，有时亦可累及多个脏腑及经络。

3. 细审寒热

因病机不同，阳痿各有寒热表现，热为阳邪，其性炎上，易伤阴津、动血液。阳痿热证者，常热邪与湿热混杂，侵犯肝经，临床多见阴囊潮湿，舌苔黄腻，脉象弦数。寒为阴邪，易伤阳气，其性收引凝聚。阳痿寒证者，多为寒邪入于肝经，可见阴囊湿冷，少腹拘急，舌苔白，脉沉弦或沉迟。

此外，阳痿尚有虚寒和虚热证者。虚寒证者，多为命门火衰，可有腰膝酸软、畏寒、夜尿多、小便清长、舌质淡、脉沉迟。阳痿虚热者，多表现为肾阴亏虚，阴虚火旺，可有五心烦热、潮热盗汗、舌质红、脉象细数。

阳痿的论治应围绕其病机特点。如中青年患者，实证占多数。情志所伤，湿热浸淫，瘀血阻络是主要病机。木郁者宜达之，湿热者宜清利之，痰瘀者宜宣化之。对于阳痿实证，从肝论治，要抓住肝经自病、邪客肝脉、他脏相病三类证候。常用治肝法有疏肝调肝、活血通络、清热利湿、滋水涵木等。

对老年患者，年高体衰，虚证或虚实夹杂占多数，肾阴阳两亏、脾肾亏虚、命门火衰、痰湿困阻等证型多见。对肾虚者宜补之，命门火衰者宜温润之，痰湿者宜化湿清利之。对于命门火衰者，阳气既虚，其真阴必亏，切不可纯予燥烈温补，而应阴中求阳，方可取得满意疗效。对于正虚邪实证，则应标本兼治，祛实补虚。

典型病例

张某，男，37岁，农民，2008年3月12日诊。

主诉：25岁结婚，家庭条件好，夫妻和睦，性生活一直很正常。半年前因为赡养老人而常和妻子反目吵架，过了一段时间，和妻子矛盾渐渐缓和，同房时出现阳痿不起，无法进行性生活。到某医院治疗，医生开了男宝、全鹿丸等补肾药，服用20余天，无任何效果。后又找某中医诊治，处以补肾壮阳之品，如巴戟天、韭菜子、鹿茸、海马、淫羊藿等，服用十余剂，性功能无任何改善，出现口干、眼部肿痛、牙痛、头晕等一派上火表现。经友人介绍来我中医门诊治疗。全面了解其病史，并四诊合参：患者除阳痿外，还伴见胸胁胀闷、善太息、情志抑郁、不愿多言、咽中不利、脉沉弦等。

辨证：肝气郁结型。

处方：逍遥散加味。柴胡10g，白芍15g，当归15g，白术12g，茯苓12g，薄荷6g（后下），甘草6g，郁金10g，香附12g，蜈蚣2条（研末冲服），蒺藜10g，枸杞子10g，7剂，水煎服。

7日后来诊，伴随症状有所减轻，阳痿似有转机，但还是举而不坚。原方又服7剂，阳事已举，但易早泄，前方加几味益肾之品，又服7剂，未再来诊。某次在路上遇见，问起此事，其告知已痊愈。

运用行气利水法治疗疑难病

中医认为"气行则水行，气滞则水停"。我近几年来在临床上遇到几例腹部胀满患者，运用行气利水法效果良好，现例举两例患者的治疗经验供同道们参考。

典型病例

病例一：孙某，女，75岁，农民，夏县南关村人，2015年5月13日初诊。

患者系直肠癌手术后转移。在某医院住院治疗半月余，疗效不佳，病情越来越重，医生嘱其家人回家料理后事。出院后，举家惶惶不安。一亲属建议是否找中医看看还有没有希望。于是病家来到我中医门诊要求治疗。

刻诊：患者形体消瘦，面色无华，腹大满胀，明显光泽，压之有凹陷，稍后复起，纳呆食少，精神困倦，语言无力，小便少，舌苔白腻，脉沉弦无力。化验显示肝肾功能正常。

诊后沉思良久，此乃本虚标实，病情危重，急者先治其标，当务之急，应先治其腹部水气不通。试用行气利水法治之，自拟方：枳壳10g，厚朴12g，乌药9g，木香9g，大腹皮15g，泽兰10g，茯苓15g，陈皮12g，半夏10g，车前子10g，生姜为引，每日1剂，水煎服。

服用5日后，其家属来到我处，拉住我的手说："你开的药方真好。我母亲的病大有好转，腹部明显变小，已有食欲，每日还能吃点饭了。"我也不十分相信，几味药就能有那么大效果。效不更方，予前方继服5剂。10日后病家来告，腹部已无胀满感，每日食量增加，但仍感乏力困倦，此乃标实已解，正气不足，宜扶正为主，兼顾祛邪，前后调理月余，病情基本好转，现已2年多了，仍健在。

病例二：樊某，男，62岁，农民，夏县大庙人，2016年3月初诊。

患者发病一年余，曾几次住院，花去了家里的积蓄，病情时好时坏，未能治愈，非常痛苦。经友人介绍，到我中医诊室求治，刻诊：患者身材高大，体格较健壮。腹部胀满，好像一口大锅反扣在腹部，又好像十月怀胎的孕妇，光亮显明，压之有凹陷，稍后即起。叩诊有浊音。下肢亦有水肿，呼吸音粗，说话气短，思食而不敢吃，夜里在椅子上坐着睡觉，有时胀得彻夜难眠。化验：肝肾功能正常。

当务之急是解决腹部胀满的症状，用行气利水法。自拟方：枳壳10g，厚朴12g，槟榔10g，大腹皮15g，茯苓20g，木香9g，乌药10g，泽兰10g，泽泻12g，青皮9g，车前子

10g。5剂，每日1剂，水煎服。

服了3剂药，患者晚上就可以上床睡了，5剂服完，腹部胀满明显变小，自我感觉胀满大有好转，呼吸也顺畅了，说话也不气短了。患者来诊，喜形于色说道，一年多的痛苦终于好转了。予前方稍事变化，继服5剂后更有好转，前后共调整25日，病情基本好转，在家休息善后。

临床发微

临床上气滞水停的病例并不多见，近几年来我在临诊时也只见到几例患者，但用行气利水法均取得了良好疗效。

气可以化水，水停则气阻，水液在人体内输布运行过程中必赖于气，也就是气化的过程。人体内的水液没有气化作用就不能输布和代谢。因此，在病理上如气化失司，则水液停留，或为痰饮，或为水肿。

我自拟的行气利水方以大剂行气药为君，因气行则水行，气滞则水停，再加利水药，在气的推动下，水液运行就会正常。

杂病治验

感　冒

感冒是一种常见病、多发病，一年四季皆可发病，以冬春两季多见，临床上以鼻塞流涕、喷嚏、咽痛、咳嗽、恶寒、头痛、发热、全身不适等为临床主要表现。感冒虽是一种小病，但由于人们机体无法终身免疫，所以无论身体强弱，都可能患上该病。强壮之人患病，由于机体抵抗力较强，不用吃药，可能过几日便愈。但对于老年人、婴幼儿、妇女及体质较弱者，若不及时治疗，可能越来越严重，甚至具有转变他病的危险，比如合并支气管炎、并发肺炎等，所以感冒也要引起足够的重视，及时治疗。

中医认为感冒是由于六淫时行病毒侵入人体所致，多以风邪为主，并与其他当令之时气相合而伤人。冬季多风寒，春季多风热，夏季多夹暑湿，秋季多兼燥气等。

（1）风寒感冒：以发热、恶寒、无汗、头痛、肢体酸痛、鼻塞声重、喷嚏、流涕清稀、咳嗽、痰多稀薄、舌苔薄白、脉紧或浮缓为主要表现。治以辛温解表、宣肺散寒。方用荆防败毒散。

（2）风热感冒：以发热、微恶风寒、脉浮数，或咳嗽少痰，或咽痛口渴为主要表现。治以辛凉解表、清热宣肺。方用银翘散与桑菊饮。

其他兼夹感冒从略。

如今人们感冒后，轻者服用感冒药，稍重者就去输液。大多数患者不愿意服用中药，觉得汤药既苦又麻烦，而西药省事又方便。有相当多的一部分患者，输液打针七八天不能治愈，无可奈何了找中医治疗，这时他们的症状多表现为口苦、咽干、往来寒热、不思饮食、头晕目眩、胸闷呕恶等。按中医六经辨证，病从表未解，由太阳传入少阳经。既不在表，又未入里，而在半表半里，这时输液已不能解除病状。对于此种情况，笔者常用小柴胡汤加味方，通常三剂既可治愈。

还有的患者打针输液三四天，病情还是不见减轻，表现为高热、前额痛、口渴、鼻塞、寒热往来、全身酸楚、口苦、咽干、舌质红、脉微洪等。此时病症既有太阳表证，又有少阳半表半里证，还有阳明里证，称三阳合病，治疗用柴葛解肌汤较为适宜。我在临证时喜用此方，运用时可适当加重方中各药用量，特别是柴胡、石膏、葛根的用量。通常用方三剂，症状即可有明显好转。再用三剂可以巩固疗效。

在这里着重谈谈柴葛解肌汤，本方来自陶华陶节庵之《伤寒六书》中。其药味组成有柴胡、葛根、黄芩、芍药、桔梗、羌活、石膏、白芷等。桔梗为太阳经药，柴胡、黄芩、芍药为少阳经药，葛根、石膏、白芷为阳明经药。因此，临床用于治疗邪在三阳经之病，效果颇佳。尤其对寒战、高热、寒热往来、头痛（痛在前额、头双侧、巅顶、后脑均可）口渴、喜冷饮之症，效果更好。

典型病例

李某，女，52岁，农民，2009年4月21日初诊。

主诉：3日前突然高热寒战，头痛欲裂，以右侧前额痛为著，口渴甚、喜冷饮，全身酸楚不适，口苦欲呕，体温39.5℃。在本村卫生所打针输液3日，时好时坏，体温一直反反复复，症状没有好转，特来我院要求中医治疗。

观其舌质红，苔微黄腻，脉微洪数，诊为三阳合病，正合柴葛解肌汤证。遂处以本方，加大方中主药的用量，其中石膏用量加大至100g，柴胡用20g，葛根用15g，其他各药用量均有增加。服1剂后，患者体温降至38.2℃，头痛大减。再服1剂，体温降至37.1℃，渴亦止。再诊时，其余症状皆轻。再予原方小剂量服用3剂而安。

慢性鼻窦炎

慢性鼻窦炎临床以鼻塞、流清涕或脓涕为主要表现，多由急性鼻窦炎演变而来。近年来发病率较高，特别是青少年发病更高，严重影响着患者的学习和生活。多年来，笔者运用自拟的鼻炎汤治疗慢性鼻窦炎，取得了很好的疗效，现总结如下。

本病多由于生活起居失常，寒暖不适，或过度疲劳，情志不畅，致胆失疏泄，外感邪热，内犯于肺，肺失宣发，影响于鼻。或过食肥甘，湿热内生，蕴结于脾，脾失健运，痰浊上渍于肺。总之，其病因是多方面的，其病在肺，涉及胆、脾、肾等多脏腑。

诊断主要根据症状表现，如鼻流黄浊涕，伴头痛、鼻塞、嗅觉减退。感冒后易引起发病，常反复发作。检查可见鼻甲肿胀，鼻道见脓涕引流。

方药：自拟鼻炎汤。

蔓荆子 12g，桑白皮 10g，白芷 15g，桔梗 9g，当归 10g，辛夷 6g，苍耳子 9g，甘草 6g。水煎服。

如鼻流浊稠脓涕，加鱼腥草 15g，薏苡仁 30g；前头痛明显，加荆芥 10g。

一般服 5 剂，有明显疗效。治愈后不易复发。

典型病例

李某，女，16 岁，实验中学学生。2004 年 4 月 21 日初诊。

自诉：头痛，鼻塞流脓涕月余，曾在某医疗所打针输液，口服西药，疗效不佳，来我院就诊。

X 线摄片示鼻窦炎。刻诊见其鼻塞流脓涕且量多，不闻香臭，口干，溲短黄，舌质红，苔黄腻，脉数而有力。有头痛、头闷感觉。诊为鼻窦炎。

辨证：风热犯肺，上蒸鼻窦。

治则：疏散风热，清肺通窍。

方药：自拟鼻炎汤加减。

蔓荆子 6g，桑白皮 10g，鱼腥草 15g，白芷 12g，石膏 12g，桔梗 9g，薄荷 6g（后下），苍耳子 6g，辛夷 6g，甘草 6g，薏苡仁 20g。5 剂，每日 1 剂，水煎服。

5 剂服完后，患者病情大为好转，头痛明显减轻，鼻腔基本通畅，脓涕少量，前方加当归 6g，继服 5 剂，病情痊愈，随访至今无复发。

临床发微

慢性鼻窦炎是常见病，属中医鼻渊范畴，其病因是多方面的。《医学正传》说："触冒风寒，始则伤于皮毛，而成鼻塞不通之候，或流浊涕，或流清涕……名曰鼻渊，此为外寒内热之证也。"

对于本病的治疗，抗生素疗效并不显著，近几年来用冲洗疗法治疗，效果也不巩固。笔者参阅历代方书，精选方药，自拟鼻炎汤，用于临床，取得很好疗效，且无不良反应。方中蔓荆子疏散风热、清利头目，善治头痛；白芷排脓消肿，善治前额痛，并为治鼻渊要药；桑白皮、鱼腥草、桔梗、甘草清泻肺热；辛夷、苍耳子善通鼻窍，为鼻炎之专药；当归活血行血，改善鼻腔血循环。诸药配伍合理，寒热并用，以寒凉为主，少佐辛温宣通，用于临床，取效甚佳，同道者不妨一试。

呃 逆

呃逆以气逆上冲，喉间呃呃连声，声短而频，令人不能自制为主症。本病古称"哕"，又称"哕逆"。《素问·宣明五

气》说："胃为气逆为哕……"《金匮要略》曰："干呕哕，若
手足厥者，橘皮汤主之。"《景岳全书·呃逆》说："哕者，呃
逆也，非咳逆也。咳逆者，咳嗽之甚也，非呃逆也。干呕者，
无物之吐，即呕也，非哕也……"本病于临床上比较多见，笔
者在几十年临证中也治愈多例，现总结如下。

呃逆总由胃气上逆动膈而成，而引起胃失和降的病理因
素，则有寒气蕴蓄、燥热内成、气郁痰阻、寒热错杂之气及气
血亏虚等。此外，肺气失于宣通在发病过程中也起了一定作
用。因手太阴肺经之脉，还循胃口，上膈属肺，肺胃之气又同
主于降，故两脏在功能上互相促进，在病理变化上亦互为影
响。且膈在肺胃之间，当各种致病因素乘袭肺胃之时，亦每使
膈间之气不畅，故胃气上逆时，往往断续冲出喉间，而引起
呃逆。

本病的治疗首要辨清寒热虚实，治疗以和胃、降气平呃
为主。

方药：自拟降气止呃汤。

竹茹 6g，半夏 10g，党参 6g，丁香 5g，甘草 6g，茯苓
10g，白芍 10g，代赭石 9g，陈皮 6g，枇杷叶 9g，旋覆花 10g。
每日 1 剂，水煎服。

一般服 3 剂即可治愈，无须再服。

典型病例

吴某，男，45 岁，南关村人，2014 年 4 月 10 日诊。

患者呃逆已 3 日，打针、服用中西药物均无效，前来
诊治。

刻诊：呃逆连声不断，声短而频，胸憋气紧，胸胁胀满，
呃逆不能自控，不能休息，不能劳动，心烦易怒，舌质红，苔
黄腻脉弦滑。

处方：竹茹 6g，半夏 10g，党参 6g，丁香 5g，甘草 6g，

茯苓 10g，白芍 10g，代赭石 9g，陈皮 6g，枇杷叶 9g，旋覆花 9g。3 剂，水煎服。

患者服 1 剂即感呃逆有所减轻，3 剂服完痊愈，至今已 3 年，未复发。

临床发微

呃逆似乎是小病，但事实并非如此，其病因病机复杂，寒热虚实夹杂，若辨证不准，则难以治愈。临证虽然分型很多，虚实、寒热均有之，但在我临证几十年治疗的患者中，大多数寒热虚实错杂并见。故我在组方时常常寒热并用，虚实兼顾，临床疗效也不错，一般 3 剂治愈。方中竹茹、半夏、丁香、枇杷叶、代赭石、旋覆花寒热并用，降气平呃；白芍、甘草解痉止呃；党参补中气，欲降先升；陈皮理气化痰。脾升胃降，中上二焦气机通畅，呃逆自可愈也。

口腔溃疡

口腔溃疡是一种常见的口腔黏膜疾病。可发生于口腔黏膜的任何部位，以口腔的唇、颊、软腭或齿龈等处多见。本病大都无全身症状，但每因患者说话与进食而疼痛加剧，反复发作，久治不愈，给患者带来很大痛苦。余多年来在临床治疗数十例患者，取得很好疗效，现加以总结，供同道参考。

口腔溃疡属中医学"口疮""口糜"等范畴。"口疮"之病名最早见于《素问·气交变大论》中，其云："岁金不及，炎火乃行，生气乃用……民病口疮，甚则心痛。"认为火热之邪乃其病因。《圣济总录》认为："口疮者，由心脾有热气，冲上焦，熏发口舌，故作疮也。"

我在治疗实践中体会，口腔溃疡的病变部位虽在口腔，但中医认为：脾开窍于口，其华在唇，两颊与齿龈属胃经与大肠经。心开窍于舌，心火上炎，也可上蒸于舌。现代社会，由于饮食结构和习惯的改变，人们或过食肥甘厚味，或嗜食烟酒辛辣等，常致脾胃受损，热郁中焦，火热上炎，致口腔黏膜糜烂，以成溃疡。临床上应辨清寒热虚实。本病实热型多，虚证少。新病多实，久病多虚，也有虚实夹杂的，但总以心脾积热型多见。

方药：自拟清火治疡汤。

生地黄 15g，黄连 6g，牡丹皮 10g，苍术 9g，甘草 12g，竹叶 6g，黄柏 9g，五倍子 6g，大枣为引。每日 1 剂，水煎服。一般服 5 剂，症状可明显改善。

典型病例

董某，男，63 岁，退休老干部，2013 年 5 月诊。

患者口腔溃疡反复发作已 3 年，间断治疗，症状反复。近日复发，口腔黏膜多处溃疡点，大小不一，深浅不同，呈圆形或椭圆形，表面有浅黄色分泌物。局部充血不明显，疼痛较为剧烈，影响进食和睡眠。舌质红，苔黄腻，脉滑数。诊为心脾积热型。

处方：黄连 6g，竹叶 9g，生地黄 15g，黄柏 9g，苍术 10g，牡丹皮 10g，甘草 12g，五倍子 6g，大枣为引。5 剂，每日 1 剂，水煎服。嘱患者少食辛辣食品和甜食。

5 日后来诊，口腔溃疡大部分已消失，疼痛不明显，不影响进食。效不更方，前方继服 3 剂，告愈，3 年来未复发。

临床发微

口腔溃疡是多发病，常反复发作，经久不愈，直接影响患者的生活质量和身心健康。目前临床对本病尚没有有效的治疗药物。笔者自拟清火治疡汤，方中生地黄清心热，竹叶清心气而引热下行，黄连清心火；重用生甘草以泻火清热解毒，现代研究表明，甘草能调节机体的免疫功能，有抗溃疡、抗菌、抗病毒、抗炎的作用，能保护发炎的黏膜，并减少疮面的渗出，缓解疼痛。黄柏、苍术清热燥湿，是治疗口腔病的效药，《名医别录》载黄柏可治"目热赤痛，口疮"。牡丹皮凉血降火，五倍子收湿解毒，消肿敛疮。全方组成较为合理，疗效良好。

周围性面瘫

周围性面瘫又称"面神经麻痹""口眼㖞斜"等，是常见病，现举一特殊病例，以供参考。

刘某，男，58岁，农民，瑶峰镇后坡村人，2008年8月2日初诊。

主诉：4个月前的一天，起床后洗脸时发现口眼㖞斜，右侧眼睛不能闭合，眼泪外溢，不能皱额，说话漏风，口角流涎。到县医院某科室诊为周围性面瘫。住院治疗，经过输液口服西药疗效不佳。又在运城市某医院诊治，采用营养神经剂及大剂量激素、烤电等综合治疗，病情好转不明显。后又到处寻找中医治疗，口服中药汤剂并配合牵正散及土单验方治疗1个多月，冲服全蝎末达500g之多，病情还是不大好转。

来诊时发病已4个月，患者心里很着急，经亲属介绍到门诊求治。时见患者右侧颜面肿胀、焮红，口眼㖞斜，说话漏风，不断流口水，右眼不能闭合，额纹消失，口苦、咽干、烦躁，舌质红，舌苔黄腻，脉弦数。辨为湿热蕴结少阳经。

方药：小柴胡汤加味。

柴胡12g，黄芩10g，半夏10g，虎杖15g，薏苡仁20g，地龙12g，丹参12g，茯苓15g，党参12g，甘草6g，蒲公英15g，僵蚕10g，防风12g，大枣为引。7剂，水煎服。

7日后患者来诊，病情有所减轻，流口水减少，眼睛稍能闭合，晚上还能睡觉。效不更方，前方稍事变化继服，以后每次来诊都有好的变化。共计服药50余剂，病情已经基本治愈，现已两年余，疗效巩固，未有复发。

临床发微

周围性面瘫属中医"口眼㖞斜""吊线风""口僻"范畴，历代医家多将其归入风门中。前人认为本病多由正气不足，脉络空虚，卫外不固，风寒之邪乘虚侵入脉络中，以致经气阻滞，经筋失养，肌肉纵缓不收而发病。古医家治此病，多以祛风养血化痰着眼，用牵正散、大秦艽汤等，从湿热入手论治者则较鲜见。

此患者用西药、中药、针灸、按摩、电疗等综合治疗，前后4个月之久，并大量服用全蝎、白附子、蜈蚣等辛温有毒之品，结果造成病未去而邪更甚的后果。此病乃因日常饮食不注意，日久生热、生湿、生痰，导致中焦湿热，久之湿热壅盛，循经上扰，阻少阳、阳明经，故尔发病。笔者选用少阳病之主方小柴胡汤，并配伍多味清利湿热及化瘀通络之品。湿热一清，气机宣通，津液输布运行，气行血活，经络通畅，其病自愈。

梅核气

梅核气是一种常见病，以患者自觉咽中不适，如有物梗塞，吐之不出，咽之不下，但饮食无碍为特征的一种病证。

通过对数十例梅核气患者的治疗，并对其病因病机进行分析，认识到本病的病因为强烈的精神刺激。患者主观认为受委屈、生怨气之后情志郁结，气郁伤肝，肝失条达，气机不畅，循经上逆，结于咽喉，或因肝病乘脾，致使肝郁脾虚，运化失调，津液不能转输布达，积聚为痰，痰气结于咽喉而发病。若久治不愈，迁延日久，也可由气传血，由经入络，因络主血，脉络阻滞，则络中之血随之而瘀，故梅核气多以肝郁、脾虚、痰阻、气滞血瘀立论，最常见的是肝郁气滞、痰气阻滞。妇女最易患此病，因为妇女性情执着，不易宽解，多为七气所伤。

诊断：女性最易患病，自觉咽部有异物，或吐之不出，咽之不下，饮食无妨碍，时轻时重，伴有胸闷失眠，与情绪波动有关。

方药：疏肝化梅汤（自拟经验方）。

半夏 10g，茯苓 15g，桔梗 6g，陈皮 10g，苏梗 6g，射干 10g，海浮石 12g，甘草 5g，柴胡 5g，厚朴 6g，香附 10g。每日 1 剂，水煎服。

如气郁化火者，加郁金 6g，川楝子 6g。纳差者，加白术 9g，山药 12g。久治不愈者，加丹参 10g，当归 10g。

一般服 5 剂就有明显疗效。同时注意对患者情绪的调解，尽量避免伤气。

典型病例

李某，女，45 岁，农民，南关人，2005 年 4 月 15 日初诊。

主诉：1 个月前邻居家盖房，因两家地基界线问题吵架，问题没得到合理解决，从此耿耿于怀，情绪郁结。近十多天来，自觉咽中不适，如有物梗塞，如梅核样，吐之不出，咽之不下，但饮食无碍。到五官科诊后，无任何阳性体征。处以抗菌消炎药，服后无任何改变，来门诊要求中医治疗。

经过仔细诊查，患者全身其他无不适感，咽中不红不肿，舌质淡，舌苔厚腻，脉象弦滑，辨证为肝气郁结，气滞痰阻。处以疏肝化梅汤加青皮 6g，5 剂，水煎服。5 日后，患者复诊，欣喜非常，自觉咽中有些舒畅，异物感明显减轻。效不更方，前方稍事化裁，又服 5 剂，患者未再来诊。某次在街上碰见她，说起此事，患者告知，自那之后未再发病。

临床发微

梅核气之病名由来已久。在汉代张仲景《金匮要略》中即有"妇人咽中如有炙脔，半夏厚朴汤主之"。因为此病以妇女最多，故在句首冠以"妇人"二字。《仁斋直指方》中有："梅核气……塞咽喉，如梅核，粉絮样，咯不出，咽不下。"《医宗金鉴》中亦说："咽中如炙脔，谓咽中有痰涎，如同炙肉。咯之不出，咽之不下者，即今之梅核气也，此病得于七情郁气，凝涎而生……此病男子也有，不独妇人也。"

综合以上论述，可见古人对此病早有深刻的认识和有效的治疗方法。梅核气是一个独立的病，中医治疗此病有其特色。临床上遇到病例很多，十有八九都是妇女。多数医家认为：妇女以肝为先天，多郁证。郁者，滞而不通，由于肝气郁滞，气机不畅，津凝为痰，痰气阻于咽喉。清代医家何梦瑶说："郁者，滞而不通之义，百病皆生于郁，人若气血流通，病安从来，一有怫郁，当升不升，当降不降，当化不化，或郁于气，或郁于血，病斯作矣……木郁者，肝气不舒也。"此论甚为精当。笔者之疏肝化梅汤方亦取此义，方中柴胡、香附、苏梗，疏肝解郁、行气散滞。半夏、茯苓、陈皮理气化痰，桔梗开宣肺气、主升，厚朴下气化湿除满，射干、海浮石化咽中凝津顽痰，甘草调和诸药。上药互相配合，共助郁解气顺，痰化结消，咽中自然舒畅。

颈椎病

颈椎病是中老年人的常见病，而且发病率较高。余以"通"为治疗大法，经过大量治疗观察，取得了很好的疗效。

现和大家交流如下。

颈椎病的病因比较复杂，是多方面因素所导致的，但主要可分以下两方面：①太阳经输不利：外感风寒湿邪侵袭太阳经脉或气滞血瘀，脉络不和，致太阳经输不利，气血不畅而发病。正如《证治准绳》所说："颈项强急之证，多由邪客三阳经也。"②气滞血瘀：多因风寒湿邪侵袭经络日久，经气不利，气血流通受阻，瘀滞不行，变生诸症。如《临证指南医案》所言："久痛必入络，气血不行。"总之，本病是由于脉络不通，气血瘀滞所致，不通则痛，不利则麻木。

现代医学对本病因了解得比较清楚，通过 X 线或 CT 摄片，能明显看到颈椎病变，如颈椎骨质增生或椎间孔变形等；或颈椎生理曲度消失，压迫神经而出现颈部僵硬不舒、上肢麻木或头眩晕等症状。

方药：活血通经汤（自拟经验方）。

葛根 30g，丹参 15g，木瓜 15g，桂枝 10g，白芍 10g，羌活 10g，鸡血藤 15g，红花 10g，路路通 12g，当归 15g，防风 12g，甘草 3g。每日 1 剂，水煎服。

上肢麻木较甚者，加桑枝 30g；眩晕较重者，加天麻 12g，茯苓 15g。

一般服 5 剂，即有明显疗效。

典型病案

王某，女，45 岁，工艺厂职工，2005 年 4 月 3 日初诊。

主诉：于 2004 年 10 月起，颈部酸痛，时有上肢麻木。当初于某医院就诊，X 线摄片示：颈 4–5 椎间隙狭窄，5–6 椎椎间盘边缘有轻度增生。经治疗有好转，但每遇劳累，姿势不正则时有发作。

今日早晨患者突然颈部僵直，转侧俯仰受限、疼痛，并引及右手麻木。经我院 CT 摄片示，颈 5–6 椎间孔狭窄，大小不等，4、5、6椎体骨质增生较重。根据中医"不通则痛"的理论，辨证为气血阻滞型。

方药：活血通经汤（自拟方）。

葛根30g，丹参15g，木瓜15g，桂枝10g，白芍10g，鸡血藤15g，羌活10g，路路通12g，当归15g，甘草3g。5剂，水煎服。

5日后患者来诊，病已明显好转，颈部活动较灵活，疼痛基本消失，手指麻木也有好转，照前方加制乳香9g继服，半个月后病愈，至今未发作。

临床发微

颈椎病属中医"痹证"等范畴，也可称为颈痹。痹者，闭也，气血为邪所阻，不得通行。这个"邪"在中医方面认为是太阳经输不利，气血运行受阻。现代医学通过X线摄片或CT摄片等检查，可以明确其是骨质增生，椎间孔变形，大小不等或颈椎曲度消失、变直等骨质改变，压迫脉络，影响气血运行，不通则痛，血行不利则麻木。从临床治疗的病例发现，气血阻滞型占的比例最多，约4/5，其他类型比例较少。从年龄上看，大部分发病于40～55岁，有年轻化的态势。20～30岁的青年人发病也为数不少。再从体质方面看，发病者大都体质比较壮实，虚人发病较少。从临床症状来看，主诉都是颈部僵直、活动不利、肩臂疼痛、一侧或两侧上肢麻木、头晕等，一派气血阻滞不通的表现。故经络气血运行不畅，气血凝滞，脉络受阻，是颈椎病发生的根本原因，所以"以通为治"是治疗本病的要则。笔者自拟的活血通经汤就是根据这个法则组方的，用于临床的确取得良好效果。

方中葛根是治疗颈椎病的专药。《神农本草经》有葛根"主诸痹"的记载。现代研究发现，葛根能解除血管痉挛，扩张血管，祛除瘀滞，调畅血行，可有效治疗项背强直不舒。丹参、红花、当归活血化瘀，以畅血行；鸡血藤、白芍、路路通舒筋活血、通经活络；羌活、桂枝直通太阳经输，引药直达病所；甘草调和诸药。此方紧扣病机，组方合理，故获显效。

疣状胃炎

疣状胃炎又称痘疱状胃炎，是一种有特殊病理变化的慢性胃炎，其主要症状为无规律的上腹部隐痛不适，进食后加重，伴有嗳气、泛酸、食欲不振，胃脘部可有压痛，诊断主要依靠胃镜。近几年来本病发病率有增高的趋势。

典型病例

病例一：文某，男，50岁，新药厂干部，1996年4月12日初诊。

主诉：2个月来胃脘部隐痛不适，进食后腹满，伴嗳气、泛酸、食欲不振，乏力、上腹部有压痛。起初在县医院诊为慢性胃炎，口服药物，疗效不佳。又到运城市医院诊治，中西药结合治疗1个月余，虽有所减轻，但随后又复发。后又到北京301医院诊治，经过胃镜检查示：胃黏膜隆起、糜烂10余处，多数呈圆形或椭圆形，直径小于1cm，高约2mm。诊为疣状胃炎。由于当时医院对本病也无具体治疗措施，患者只好回家休养。其友人建议用中药试试，于是患者来到门诊要求用中药治疗。

观其舌质红，苔厚腻，脉沉数。余沉思良久，辨证为脾胃虚弱，湿热内蕴。治以补气健脾，清利湿热。方用四君子汤加味。

方药：党参12g，茯苓12g，陈皮12g，薏苡仁30g，木贼10g，山药15g，白术12g，扁豆10g，黄连4g，蒲公英15g，炒麦芽 15g，香附 9g，甘草 6g，三七 3g（研末，分 2 次冲服）。
连服 7 剂。

一个星期后患者来诊，病情较前有所转机，饮食增加，胃脘胀满有所减轻。效不更方，前方稍事变化，继服，共计服药 50 余剂，患者自觉症状消失，面色红润，精神旺盛。又过 2 个月后，经胃镜检复查，报告胃内未发现异常，现已 15 年之久，病情未复发，彻底告愈。

病例二：张某，男，45 岁，农民，夏县中其里人。

患者于 2008 年 2 月起感到食后胃脘胀痛、嗳气、打嗝，时有嘈杂吞酸，纳食尚可。剑突下隐隐作痛，压之更甚。精神较好，口服多种西药疗效甚微。在运城市医院经胃镜检查，示：胃黏膜上有七八个圆形或椭圆形痘状突起，大小不等。诊断为疣状胃炎。予口服奥美拉唑、果胶铋、多潘立酮（吗丁林）等药，疗效甚微。患者来我院要求服中药治疗。

观其面色红润，舌质红，苔黄腻，有时口苦，脉象沉滑数。辨为脾胃湿热证，方以半夏泻心汤加减治疗。

方药：黄连 5g，茯苓 12g，党参 6g，黄芩 9g，甘草 6g，薏苡仁 30g，木贼 10g，陈皮 10g，蒲公英 15g，炒麦芽 15g，半夏 10g，白花蛇舌草 20g，丹参 10g，三七 3g（研末冲服）。7 剂，每日 1 剂，水煎服。

患者服完 7 剂药后来诊，病情有好转，信心十足，决心坚持治疗。我在上方基础上稍事变化，继服。前后共服药 60 余剂，患者自觉无任何症状，停药以观疗效。2 个月后又在运城市医院胃镜复查，报告胃内一切正常，未见到疣状赘生物。现已 3 年多，随访得知，胃脘部无任何不适。

临床发微

疣状胃炎是一类特殊性胃炎，发病率 2.5% ～ 3.7%，病因尚未完全明了，可能与变态反应、内分泌异常及胃液分泌过度有关。本病经久不愈，反复发作，属中医"胃脘痛""胃痞"等范畴。其病机多本虚标实，寒热错杂，目前还没有特效治疗方法。笔者运用中医辨证论治与专方专药相结合的方法，治愈了多例患者。

本文中所举两例，例一文某经四诊合参，辨为脾胃虚弱，湿热内蕴，采用补气健脾、清利湿热的方药，又加民间治疣验方（薏苡仁、木贼、香附），并加三七研末冲服，据报道，三七治疣有良好疗效。本方标本兼治，补虚泻实，经过50余剂汤药治疗，终于痊愈。例二患者体质好，正气不虚，据其临床表现，辨为脾胃湿热证，用半夏泻心汤加减治之，又加治疣验方及治疣良药三七，服药60余天，基本治愈，观察3年，疗效可靠。以上两例均属疣状胃炎，但治法不同，体现了中医同病异治的治则。

慢性胆囊炎

慢性胆囊炎是临床上胆囊疾病中最常见的一种。本病多为急性胆囊炎的后遗症。

肝与胆相表里。胆为中清之腑，主传化，主疏泄，以通降下行为顺，郁结滞塞为逆为病。少阳最易化火，胆为湿热之源，若胆腑失于通降，必然导致中焦湿热蕴结，引起一系列胆病的发生。因此，治疗胆病必须采取通利之法。古人称"胆病无补法，以通为补"。

方药：疏肝利胆汤（自拟方）。

柴胡 12g，白芍 12g，金钱草 30g，枳壳 10g，茵陈 20g，郁金 10g，大黄 6g，半夏 10g，延胡索 15g，川楝子 6g，鸡内金 12g，木香 6g，甘草 5g。水煎服。

一般服 5 剂有明显疗效。如有变证，可在此方基础上加减。

典型病例

樊某，女，42 岁，农民，患者于 2006 年 4 月 8 日初诊。

自诉于 2 年前曾患急性胆囊炎，住某医院治疗半个月，病情明显好转，带药回家服用后基本治愈。自半个月前自觉右胁下有疼痛感，用手压之疼痛明显，有时向右背部放射；口苦咽干，胃脘胀满，不思饮食，心烦，易发脾气，到本村卫生所打针、输液 1 周，疗效不佳，来我院门诊求治，

症状如上所述，望其舌质红、苔腻、脉沉弦数。诊为慢性胆囊炎。处以自拟疏肝利胆汤 5 剂，服后病情明显好转，右胁下已基本不痛，食欲好转，再服 10 剂。至今已 2 年余，未再发作。

临床发微

本病属中医"胁痛""胆胀"范畴。由于生活水平的提高，人们过食膏粱厚味、辛辣酒热之品，致使胆囊炎发病率增高。余长期在临床一线，治疗此类病例甚多，故有较深刻的体会。治疗胆病应从气血入手，使用疏泄和通降之法，虽然临床有时分型较多，但大多数属于肝郁气滞，气郁化火，湿热蕴结胆腑，犯及胃腑。正如《内经》所云："邪在胆，逆于胃。"所以治疗当以"通利"为原则。自拟疏肝利胆汤，其中柴胡、白芍、枳壳、川楝子理气以畅通郁滞，金钱草、茵陈、郁金清利郁结之湿热；大黄荡涤下行，导湿热从大便而下；鸡内金消积健胃，增强消化功能；延胡索、川楝子、木香行气止痛，甘草调和诸药。诸药配伍合理，故有良效。

胆结石

典型病例

病例一：张某，男，62 岁，林厂退休工人，2002 年 3 月

12日初诊。

患者主诉，于半个月前的一天下午，突然右肋下疼痛剧烈，并向右肩及右背部放射，坐卧不安，大汗淋漓，面色苍白，恶心呕吐，急到某医院求治。B超检查示：胆内有多个强光团反射，并有声响。诊断为胆结石，经打针输液有所减轻，但反复发作。特来中医门诊要求中医治疗。予以自拟方利胆排石饮。

方药：柴胡12g，金钱草30g，白芍12g，枳壳10g，郁金10g，大黄6g，鸡内金12g，木香9g，茵陈15g，延胡索10g，川楝子6g，甘草6g。水煎服，每日1剂，连服5日。

5日后患者来诊，疼痛基本消失，纳食好转，无恶心呕吐，效不更方，继服至半个月，经B超复查，结石已不存在。患者一切正常，随访至今，未再发作。

病例二：毛某，女，40岁，农民，2001年5月13日来诊。

主诉于10日前的一个晚上突然右上腹部疼痛，右肋及背部疼痛难忍，在床上打滚，汗出不止，急请卫生所医生注射解痉止痛药，随后减轻。第二天来某医院做B超检查，报告为胆结石，即给予利胆排石片，并打针输液，以解痉止痛、抗感染，并建议其手术。由于患者惧怕手术，要求保守治疗，故前来中医门诊要求中药治疗。经辨证后处以利胆排石饮治疗。

方药：柴胡12g，白芍12g，鸡内金12g，金钱草30g，半夏10g，枳壳10g，大黄6g，郁金12g，茵陈15g，木香6g，连服5剂。

药后病情大减，前方继服，共20剂，疼痛未再发作。经我院B超检查，未见结石阳性反应。随访至今，患者健康如初。

病例三：李某，女，45岁，农民，南关村人，2002年2月6日来诊。

主诉昨晚饭后不久，突然右肋下胀痛难忍，并向右背放射，坐立不安，恶心呕吐，经村医注射阿托品、复方氨林巴比妥（安痛定）后症状有所缓解，于今晨急来求治。经 B 超检查示：胆结石。建议手术治疗。由于患者家庭经济较为困难，要求服中药试试，处以自拟方利胆排石饮加半夏、白术，每日 1 剂，水煎服，连服 7 剂。服药后病情很快好转，患者信心倍增，又服半个月，患者已无任何阳性体征。经 B 超复查，结石消失，病愈。

临床发微

胆为"中清不浊"之腑，以通为用，在胆石症整个治疗过程，贵在和解通降。笔者的利胆排石饮即是在仲景大柴胡汤的基础上加入化石、溶石、利胆之品。方中柴胡为少阳胆经的要药，能疏肝利胆、清解郁热，正如清朝名医周学海在《读医随笔》中说："柴胡功用等于大黄，是清解之品，能泄肝中逆气，清胆中热气浊气。"金钱草、茵陈有清利湿热、疏肝利胆之功，鸡内金有化石、溶石的作用，木香、枳壳行气止痛，大黄、郁金均有利胆排石、推陈致新的作用，白芍、甘草有缓急止痛之功。疼痛剧烈时可加延胡索、川楝子以活血行气止痛。诸药配合，调整少阳升发之机，促进胆管收缩，利于结石排出。对于年老体弱者应注意苦寒损阳克刚，适当加护胃之品。饮食忌口在胆病治疗与调理中颇为重要，特别是不要进膏粱厚味、油煎之品，以防病情发作。

冠心病心绞痛

冠心病心绞痛是因冠状动脉供血不足，心肌急剧暂时缺血与缺氧引起的临床综合征，是中老年人常见的一种心血管疾病。本病属中医"胸痹""心痛""真心痛"等范畴。

随着现代社会生活方式及饮食结构的改变，冠心病心绞痛发病率有逐渐增高的趋势。其病位在心，多为本虚标实，虚实夹杂。本虚以阳气虚为本，标实以痰浊瘀血多见，阳虚则气化不利，痰浊内生。又其本虚为心气亏虚，鼓动无力，标实为气滞血瘀，痰瘀互结，内阻心脉，不通则痛。早在东汉时期，张仲景在《金匮要略·胸痹心痛短气病脉证治》中曰："夫脉当取太过不及，阳微阴弦，即胸痹而痛。""阳微"是上焦阳气不足，胸阳不振之象；"阴弦"是阴寒太盛，水饮内停之征。"阳微"与"阴弦"同时并见，说明冠心病心绞痛的病机是上焦阳虚，阴邪上乘，邪正相搏而成。

总之，本病发病的原因是多方面的，其病理变化过程又是复杂的。既有多脏腑功能失调，经络气血运行失常，又有外邪干犯（包括情志刺激），其病变主要发生在心及络脉。其病机归结起来不外乎"本虚标实"，皆由"阳微阴弦"而来。

本病的临床特征为左侧胸闷痛，甚则胸痛彻背、短气、喘息、不得安卧。有的向左肩部及左背部放射，有的向胃脘部放射，呈阵发性发作。心电图常见 ST 段 $V_1 \sim V_3$ 呈水平下移，$0.1 \sim 0.2\text{mV}$，T 波 aVF 导联倒置。

方药：益气通脉饮（自拟经验方）。

党参 15g，黄芪 20g，半夏 10g，瓜蒌 15g，薤白 15g，桂枝 9g，丹参 20g，茯苓 12g，川芎 9g，枳壳 9g，炙甘草 6g，三七粉 3g（冲服）。每日 1 剂，水煎 2 次，每次服 250mL，混合后分 2 次口服，10 日为 1 个疗程。

气虚明显者，加重黄芪用量；心痛明显者，加姜黄、延胡索、降香；血压高者，加草决明、夏枯草；高脂血症者，加生山楂、生何首乌；兼心阴虚者，加麦冬、生地黄、玉竹。一般服 5 剂即有明显疗效。

典型病例

张某，女，45岁，农民，夏县张家坪人，2006年5月4日初诊。

主诉：反复发作心前区闷痛、气短10日，在本村卫生所口服复方丹参片、硝酸异山梨酯（消心痛），疗效不显。近3日多次发作，自感心前区阵阵隐痛，疼痛时牵至左肩背部，每日发作2～3次，每次持续1～3分钟，并伴有胸闷气短。查患者：面色萎白，乏力懒言，舌质暗，舌苔腻，脉细涩。

心电图示：ST段V_1～V_3呈水平下移，0.1～0.2mV，T波aVF导联倒置。

西医诊断为冠心病心绞痛，中医辨证属心气不足、痰瘀痹阻之胸痹，处自拟经验方益气通脉饮原方5剂。5日后患者复诊，症状明显改善。前方加当归、葛根，继服5剂，病情已基本平稳；又服5剂，3周后复查，心电图大致正常。至今未见复发。

临床发微

冠心病心绞痛是常见病，是威胁中老人生命健康的重要心系病症之一。历代医家十分重视，并进行了深入的研究和治疗，积累了丰富的经验。

益气通脉饮是笔者治疗冠心病心绞痛的多年经验方，用于临床疗效甚佳。方中黄芪是补气要药，配伍党参作用更强，善补胸中大气，大气健旺，则气滞行、血瘀通、痰浊化，此即"大气一转，其气乃散"之谓。丹参、川芎活血化瘀、通经止痛，是治疗心血管病的要药。瓜蒌、薤白是仲景治胸痹心痛的首选药。半夏、桂枝、宣痹通阳化痰，可以改善心肌缺血，缓解心绞痛症状。三七专走血分，善行瘀血而止痛，适用于各型心绞痛。现代研究证明，丹参具有改善微循环、抗凝、促纤溶、降低全血和血浆黏度的作用；川芎具有扩张冠脉、增加冠脉血流量、降低心肌耗氧量与改善微循环等作用；瓜蒌能扩张冠状动脉，增加冠脉血流量。全方相互协同，共奏益气通络、活血化瘀之效，达到扶正祛邪、标本兼顾之功。

总而言之，冠心病心绞痛多因脏腑亏损、阴阳气血失调所致。其病理改变多因血瘀、痰阻、寒凝等引起脉络痹阻不通，本虚而标实。临证时辨清标、本十分重要，所谓"知标本者，万举万当；不知标本者，是为妄行"。一般治本宜补，治标宜通。患者心绞痛发作时要"急则治其标"，多用通法止痛，即血瘀宜逐，痰浊宜豁，寒凝宜温。当病情稳定时，"缓者治其本"，多用扶正祛邪的补法，气虚者补气，阴虚者滋阴，阳虚者温阳。谨守病机，各司其属，辨证论治，随证治之。

中风偏瘫

中风属现代医学脑血管病范畴，是严重危害中老年人健康的疾病之一，不仅发病率高，而且致死、致残率也高，常导致半身瘫痪、言语不利、口眼㖞斜等后遗症。特别是偏瘫，严重困扰着患者的生活起居，并且给家庭和社会带来沉重负担。所以当脑中风急性期过后，首要任务就是对患者偏瘫的治疗，促使其早日康复。

辨证分型

（1）气虚血瘀型：本型比较多见，其形成主要是气虚无力运血，导致血瘀，脉络闭阻，肢体失去了正常濡养。要改善这些症状，必须补气活血，消除瘀阻，疏通经络，用益气活血通络法。

主症：半身不遂，口眼㖞斜，言语不利，偏身麻木，面色萎白，气短乏力，口角流涎，自汗，心悸，手足肿胀，舌质暗淡，舌苔薄白，脉沉细。

治则：益气活血通络。

方药：自拟方。

黄芪60g，赤芍9g，川芎9g，丹参10g，川牛膝10g，当归10g，桂枝9g，红花9g，地龙6g，蜈蚣2g（冲服），全蝎4g（冲服），茯苓10g，姜半夏9g，甘草3g。

（2）阴虚阳亢，痰瘀阻络型：本型主要见于脑出血、脑梗死，经治疗后病情进入稳定好转期，以肝肾阴虚、风阳上扰为发病机制，滋阴潜阳、活血通络为主要治则。

主症：血压一般较高，头痛头晕，耳鸣目眩，面红耳赤，心烦易怒，舌强，语言不利，偏身麻木，半身瘫痪，舌质暗红，舌苔黄腻，脉弦滑。

治则：平肝化痰通瘀。

方药：自拟方。

生龙骨20g，生牡蛎20g，桑枝30g，山药15g，代赭石15g，白芍12g，川牛膝15g，鸡血藤15g，玄参15g，生地黄15g，郁金10g，胆南星10g，川芎6g，水蛭6g，全蝎4g（冲服），甘草3g。

（3）痰瘀阻络型：此型乃痰瘀互结，痹阻脉络，积久难消，使中风患者不能顺利康复而出现偏瘫。此类患者以半身不遂为主要表现，有时也兼见口眼㖞斜、语言不利。

主症：身体较胖，半身不遂，患侧手足肿胀，心烦，脘闷，恶心欲吐，纳差，舌质暗紫，舌苔腻，脉弦滑。

治则：化痰活血通络。

方药：自拟方。

桑枝30g，丹参10g，鸡血藤15g，桑寄生15g，当归10g，地龙9g，白术12g，乳香9g，没药9g，胆南星9g，清半夏12g，茯苓12g，菖蒲9g，甘草3g，水蛭6g。

典型病例

李某，男，54岁，农民，2012年4月13日初诊。

患者患高血压已6年，常有头晕、头痛，血压波动在（140～160）/（95～110）mmHg，每因心情不好等导致心烦失眠、头晕头痛加重。近因家中事情繁多，劳累过度，今日早上开始头晕、头痛加剧，耳鸣、心烦，并相继出现左侧肢体麻木、重滞，不能站立行走，左手指不能握物，舌强，语言不利，舌质红，苔黄腻，脉弦滑有力。家人急打我院急救电话，经脑CT检查，确诊为脑梗死，收住院治疗，予降压、扩容、溶栓等治疗。中医诊断为中风中经络。证属肝肾阴虚，风阳上扰，痰瘀阻络。用滋阴潜阳化瘀通络法。

方药：龙骨20g，牡蛎20g，白芍15g，玄参15g，天冬10g，代赭石15g，川牛膝15g，钩藤15g，丹参12g，龟甲15g，天麻9g，地龙9g，菖蒲10g，茯苓12g，甘草6g，每日1剂，水煎，分早晚温服。

用药1周后，患者头痛、耳鸣、心烦消除，头晕及肢体麻木减轻，舌体活动明显灵活，手指感觉有力。血压140/95mmHg，舌质红，苔薄，脉弦滑，病已好转。中药前方去天冬、龟甲、菖蒲，加川芎9g，全蝎4g(冲服)，蜈蚣2g(冲服)，继续服用。半个月后患者诉舌体灵活，语言清楚，左上肢麻木消失，手已能拿小东西，下肢感觉稍有力，已能慢步行走。但仍感下肢麻木，力弱，时有头晕。3周后再诊，患者左下肢功能恢复。查体无明显阳性体征，停服中药，服用曲克芦丁。加强锻炼，以善其后。

临床发微

1. 正确使用补阳还五汤

补阳还五汤是清代医家王清任的名方，是治疗气虚血瘀的代表方，对于由气虚而血脉瘀阻所致的偏瘫是有效良方，但是也不能滥用。现在一些医者不加辨证，凡是偏瘫患者均处以补阳还五汤，结果一些属于肝阳上亢、痰瘀阻络的患者服后病情反而加重，以致造成不必要的麻烦。近代名医张锡纯指出："论治偏枯者，不可轻用补阳还五汤。"所以说补阳还五汤是有它的适用范围的。我们体会：凡见面色红赤、头晕目眩、脉象弦滑有力，属肝阳上亢、痰瘀阻络者，绝不可使用补阳还五汤，否则适得其反。

2. 治偏瘫必须配伍化痰药

治疗脑卒中引起的偏瘫，化痰药是必用之品，否则疗效不佳。因为中风病因之一就是瘀血内阻，津液不行，聚湿生痰，痰瘀阻滞，脉络不通。正如朱丹溪所说："半身不遂大率多痰，在左属死血瘀血，在右属痰有热并气虚。"俗语亦云"痰为百病之因"，所以在大队的活血化瘀药中加2～3味化痰之品，确能提高治疗效果，如胆南星、远志、半夏、茯苓等。

3. 虫类药是必用之品

虫类药活血力量强劲，具有走窜之性，凡气血凝聚之处皆能开之，凡真气难达之死角，草木难攻之瘀滞，皆能除之，为他药所不及。正如唐容川所云："动物之攻利，尤于植物，以其动物之性本能行，而又具有攻性，则较植物本不能行，其功更有力也。"所以在大量的草木之品中加入2～3味虫类药，疗效就会明显提高，故笔者在治偏瘫的三个方剂中均加入虫类药，如全蝎、地龙、水蛭、蜈蚣等。

4. 枝藤类药是引经药

枝藤类药可引药直达病所，而且还有活络祛风作用，在配伍时可加入2～3味，如桑枝、桂枝、鸡血藤、海风藤等，以增强疗效。

5. 中风偏瘫应及时全面治疗

本病早期治疗恢复较快，1～3个月是治疗的最佳时期，超过半年则治疗效果缓慢，所以必须抓紧时间早治。有些用药疗效不佳者，也可配合针灸治疗及功能锻炼等综合疗法，以使患者尽快恢复正常。

放射性肠炎

放射性肠炎系放射治疗引起的直肠、结肠及小肠的急慢性损伤。我近几年来运用乙字汤加味治疗放射性肠炎，取得很好的疗效。

患者均有腹痛、腹泻、便脓、里急后重、肛门坠痛及下坠，反复血便，血便为黏液或鲜血，持续不愈或反复发作。

经纤维肠镜检查：肠黏膜充血、水肿、溃疡。

方药：乙字汤加味。

当归10g，大黄5g，升麻6g，黄芩10g，生甘草6g，柴胡5g，白花蛇舌草30g，半枝莲20g，党参15g，山药15g，白术12g，生地黄15g，槐米12g。

大便血多者，加地榆15g，仙鹤草30g；腹痛甚者，加白芍12g；里急后重甚者，加木香6g，槟榔6g。

每日1剂，水煎服，1个月为1个疗程，治疗1～2个疗程。

典型病例

杨某，女，56岁，农民，夏县河家岭村人，1999年4月15日初诊。

患者患子宫颈癌，行子宫全切手术后进行放射治疗半个月，出现腹痛、腹泻、便脓、便血，每日10多次，里急后重，肛门下坠，纳呆乏力，呈贫血面容。在运城地区医院经纤维肠镜检查示：肠纤维化并出血、水肿、溃疡，西医诊断为放射性肠炎。中医诊断为血痢，证属脾气虚弱，湿热壅滞，热毒灼伤血络。治疗宜益气健脾，清热解毒，利湿兼凉血止血。

方药：乙字汤加味。

当归 10g，黄芩 9g，党参 15g，大黄 5g，山药 15g，白术 12g，生地黄 15g，升麻 6g，生甘草 6g，白花蛇舌草 30g，半枝莲 20g，木香 6g，柴胡 6g，槐米 12g。7 剂，每日 1 剂，水煎服。

药后大便次数明显减少，里急后重也减轻，仍有便血，带有黏液便，继服 10 剂，病痛继续减轻，1 个序程痊愈，随访至今无复发。

临床发微

放射性肠炎，是由于下腹腔癌症手术或未手术，经放射治疗后所引起肠组织纤维化水肿、出血或溃疡的肠道炎症。近几年来发病率逐渐递增。表现为腹痛、腹泻、大便次数增多，里急后重，便脓、便血，肛门下坠，并出现血虚乏力、正气不足等症状。从临床症状看，可归于中医便血、泄泻、痢疾等病范畴。由于癌肿患者本来就体质虚弱，经放射治疗后更加损伤正气，使热毒蕴结于肠道，瘀阻脉络，气机不畅，湿热下注，而出现腹痛、腹泻、里急后重等症状，用各种抗生素治疗疗效不佳，目前尚无理想治疗方法。乙字汤为治疗各种痔病的良效验方。笔者近几年来在原方的基础上加味用于放射性肠炎的治疗，取得了很好疗效。

加味乙字汤中的当归、党参、白术、山药益气健脾、养血。黄芩、大黄、升麻、甘草、半枝莲、白花蛇舌草清热燥湿、解毒。其中白花蛇舌草、半枝莲更有抗癌解毒作用。木香、柴胡调理气机，生地黄、槐米凉血止血。诸药合用，标本兼顾，攻补同施，可使正气得复，邪毒得解，气血调和，病情渐愈，用于治疗放射性肠炎，确有理想的疗效。

肠易激综合征

肠易激综合征是临床常见的胃肠功能性疾病，是一组包括腹痛、腹胀，伴排便习惯改变（腹泻或便秘）、粪便性状异常（稀便、黏液便或便秘）等临床表现的症候群，持续存在或间歇发作，无器质性疾病的证据。本病的病因目前还不十分明了，治疗棘手。

笔者近年来在临床上遇到多例此病患者，都是经过西医治疗没有疗效来我处求治的。总结归纳肠易激综合征的病因病机，大致有两种。

1. 肝脾失调

"痛责之于肝，泻责之于脾。" 肝郁则气滞，气滞不通则为痛，其痛多为胀痛，痛之部位多不固定，且痛之发作多与精神因素有关。脾虚运化失职，清浊不分合而下则为泻。肝郁脾虚是本病的主要证型，疏肝健脾是主要治疗方法。

2. 心胃相关

心主神志，为五脏六腑之大主，主不明则十二官危，七情与五脏相应，但最终仍由心主神志功能统摄，即情志发于心而应于五脏。若心神失调，可影响脾胃功能，脾胃功能失调也可影响心神，所以脾胃与心神这种相互作用、相互影响的关系，对于临床指导治疗肠易激综合征有较高的指导作用。本病患者伴有失眠多梦、心烦焦虑、恍惚不安等心神失常的表现，所以在主方的基础上加宁心安神之品，确能增强疗效。

本病症状表现常见反复腹痛、腹泻，腹痛部位不定，有时为左下腹，有时为右下腹，多为胀痛，痛时即有便意，便后疼痛缓解，腹泻每日 3～4 次，有大便不尽感，反复发作，平素饮食稍有不慎或情绪不佳时即有发作，伴有失眠、多梦、心悸等。

方药：经验方。

白术 15g，白芍 12g，防风 9g，陈皮 6g，山药 12g，合欢皮 15g，首乌藤（夜交藤）15g，酸枣仁 15g，龙骨 15g，炙甘草 6g，木香 6g。

腹泻重者，加芡实、莲子肉；便秘者，加火麻仁、杏仁；夹热者，加黄连 5g，小麦、大枣引。水煎服。

一般服 5 剂明显好转。

典型病例

郑某，男，65 岁，退休干部，2007 年 8 月 5 日初诊。

患者反复腹痛、腹泻、便秘 2 年余，腹痛部位不固定，有时在左下腹，有时在右下腹，多为胀痛，痛时有便意，便后疼痛缓解，有时腹泻，有时便秘。自觉有大便不尽感，反复发作。饮食稍有不慎或情绪不佳时即有发作，失眠、焦虑、多梦。多方求治，疗效甚微，各种理化检查均无异常，舌质淡，苔薄白，脉弦虚。

治则：疏肝健脾，宁心安神。

方药：白术 15g，白芍 12g，合欢皮 15g，酸枣仁 15g，陈皮 6g，首乌藤 15g，炙甘草 6g，木香 6g，山药 12g，火麻仁 12g，防风 10g。5 剂，水煎服。

服完药后患者来诊：病情大为好转，照上方继服，共服 20 余剂，病情得以控制，一年多未复发。

临床发微

本方为痛泻要方加味而成。痛泻要方为治疗腹痛泄泻的效方，它的主要功效为疏肝补脾，用于肝强脾弱之腹痛、肠鸣、泄泻等病症。其中防风为必用之药，于此处用之，既能疏散肝郁，又能胜湿止痛。腹痛明显者，加重白芍的用量；腹泻明显者，加芡实、莲子肉、薏苡仁；腹胀明显者，加木香。

但对于肠易激综合征的治疗，仅用此方还远远不能胜任，必须加宁心安神之品，如合欢皮、首乌藤、酸枣仁、龙骨等。其中合欢皮既入肝经，又入心经，既可解郁，又可安神，是调心安神之佳品。

前列腺增生

前列腺增生属中医"癃闭"范畴。其临床表现为排尿困难，溺不得出，严重时尿道闭塞不通，致膀胱尿液潴留、小腹胀痛，是中老年男性的一种常见病。随着人口向老龄化发展，发病率越来越高。目前西医对本病还缺乏有效的治疗方法，中医在治疗方面有其独特之处，我多年来运用中医中药治疗本病取得了较好的疗效，并积累了很多经验，现总结如下。

本病的形成主要在肾与膀胱，病变的性质是本虚标实。病变的机制是浊瘀内结膀胱，气化不利，尿液排出受阻。本病多发生于中老年人，由于高年久病，肾阳虚弱，命门火衰，气不化水，而致尿不得出，或肾气不充，气化不及州都，膀胱开合无力而致癃闭。浊精、瘀血或结石内停，阻塞膀胱，尿管不通，亦可致癃闭。若七情所伤，惊恐郁怒等重大刺激导致肝气郁结，肝之疏泄不及，肾的气化少权，膀胱气化不利，亦可发生癃闭。

总之，本病的发病原因是多方面的，多种病因致使膀胱气化功能失调。正如《素问·灵兰秘典论》所说："膀胱者，州都之官，津液藏焉，气化则能出矣。"气化不及则发生癃闭。

症状表现为小便不畅，点滴而下，溺后余沥，甚则小便不通，小腹作胀，夜间小便次数频多。腰膝乏力，舌质淡，舌苔薄，脉沉细。

治则：补肾固本，软坚散结，益气固涩。

方药：自拟经验方。

菟丝子 15g，山茱萸 12g，枸杞 12g，肉桂 4g，知母 10g，夏枯草 15g，海藻 15g，浙贝母 12g，昆布 10g，鸡内金 12g，黄芪 20g，金樱子 15g，桑螵蛸 10g，芡实 15g。5 剂，水煎服，每日 1 剂。

一般服 5 剂有明显疗效。年事高者服药时间要长一些。

典型病例

刘某，男，68 岁，夏县南关人，2009 年 3 月 10 日初诊。

患者于 3 个月前开始出现排尿异常，小便不利，时间很长才能排完小便。并渐渐出现小便困难，有时小便点滴不下，小腹胀痛。在某医院诊为前列腺增生，经过导尿、静脉滴注抗生素、口服前列康等药治疗，病有好转。没过几天又出现上述症状，再用前法则效果不佳。1 周前又发病，排尿功能失调，有时小便困难，有时小便频数，难以控制，有时跑不到卫生间就尿在裤裆里，十分痛苦，难以启齿。来我院要求中医治疗。刻诊：面色不华，小便功能失调，舌质淡，舌苔薄，脉弦。两尺部脉沉弦无力。经再次 B 超检查，诊断为前列腺增生。

方药：自拟经验方。

山茱萸 12g，菟丝子 15g，枸杞 12g，肉桂 5g，知母 10g，夏枯草 15g，海藻 15g，浙贝母 10g，鸡内金 12g，黄芪 20g，芡实 15g，金樱子 15g，桑螵蛸 10g，五味子 10g。5 剂，每日 1 剂，水煎服。

5 日后患者来诊，病情有所好转，小便次数明显减少，再没有尿湿裤的现象，效不更方，前方继服 10 剂，半个月后基本治愈，至今未发病。

临床发微

经过多年临床实践体会到，本病病因复杂，本虚标实，虚实夹杂，寒热错杂，治疗比较棘手。笔者运用补肾固本、软坚散结、益气固涩的治则，紧扣病因病机，合理配伍方药，取得良好疗效。

但是我阅读许多治疗本病的经验报道，分型大都较多，并且描述的症状繁杂，临床难以辨清。据我多年观察，此病大部分没有全身证候表现，只有局部症状，就是排尿不畅，或癃闭，或小便频数，难以控制，这是因为增大的前列腺体压迫膀胱口，使尿液难以排出，或排尿的功能失调，小便频数或尿后余沥。

笔者自拟经验方由三组药组成。山茱萸、菟丝子、枸杞子补肾固本；夏枯草、海藻、昆布、浙贝母软坚散结，使前列腺缩小减轻受压；金樱子、芡实、桑螵蛸、鸡内金收敛固涩，减少小便次数；肉桂、黄芪改善膀胱的气化功能；知母滋肾润燥，减轻诸药燥热之性。这样巧妙配伍，疗效可靠。在临床上经得起重复验证，是治疗前列腺增生的理想方药。

肾气不固

肾气不固证是指肾气亏虚，封藏固摄失职而导致精关不固，膀胱失约，所引起的症状，大多由于年龄过高或过度劳损等因素所致。如小儿出现遗尿或小便频数，则主要是由于肾气未充，先天发育迟缓，也属于肾气不固范围。

典型病例

病例一：肾气不固，膀胱失约。

李某，女，12 岁，学生，南关人，2008 年 4 月 28 日就诊。

家人代诉：其女患遗尿2年，3个月来加重，每晚遗尿2～3次，开始未在意，用土单方治疗，没有疗效。由于患者在学校上学，每晚都把被褥尿湿，本人羞于启齿，影响其上学。特来我院要求中医治疗。

刻诊：患者形体消瘦，面色无华，精神萎靡，小便清白，舌质淡，舌苔白，脉细。

辨证为：肾气不固，膀胱失约。

治法：补肾固涩，益气缩尿。

方药：菟丝子12g，山药12g，山茱萸10g，枸杞12g，益智仁6g，黄芪15g，鸡内金6g，五味子6g，桑螵蛸9g，乌药5g，甘草3g。5剂，每日1剂，水煎服。

5日后患者复诊，其精神有所振作，面部色泽较前红润，晚上遗尿次数减少，有时两晚遗尿一次，前方加金樱子10g，继服5剂，未再来诊，随访其已治愈。

病例二：肾气虚弱，下元不固，关门失约

曹某，男，64岁，农民，庙前人，患小便不禁已3个月余。

杂进各种药物，皆未能中病，来我中医门诊要求治疗。据其所述，尿急不能自禁，白天排尿达20余次，有时尿急未能登厕则尿遗裤裆，感到十分苦恼。刻诊：患者精神不振，头晕神疲，面色白，腰膝酸软，舌质淡，苔薄白，脉细，两尺脉沉细无力。

辨证：肾气虚弱，下元不固，关门失约。

治法：补肾固涩，助阳益气。

方药：益智仁10g，乌药9g，山茱萸15g，芡实18g，煅牡蛎20g，金樱子15g，黄芪20g，枸杞12g，桑螵蛸10g，五味子10g。7剂，每日1剂，水煎服。

7日后患者复诊，精神顿生，小便已能约束，腰困明显减轻。未再遗尿。前方加鸡内金10g，又服7剂，基本治愈。

病例三：肾失封藏，精关不固

黄某，男，35岁，干部，已婚，2007年10月15日就诊。

患者身体虚弱，患遗精半年，看过多位医生，服药无效，仍然滑精不止，夜1～2次，有时白天也不时有精液少量遗出。刻诊：患者头晕目眩，精神疲惫，腰酸膝软，下肢欠温，舌质淡，舌苔白，脉沉缓。

辨证：肾失封藏，精关不固。

方药：补骨脂6g，益智仁10g，巴戟天10g，杜仲12g，黄芪20g，菟丝子15g，沙苑子10g，煅龙骨18g，芡实15g，肉苁蓉12g，甘草6g。10剂，每日1剂，水煎服。

患者服完药，前来复诊，病情大有起色，滑精次数减少。白天已无精液自行遗出的现象，腰腿感觉较前有力。前方加枸杞10g，继服10剂，患者共服药1个月。病情基本治愈。嘱其服用全鹿丸，以资巩固疗效。

临床发微

中医认为，肾藏精、主水、司二便。正如《内经》所言："肾者主蛰，封藏之本，精之处也。"若先天禀赋不足，或久病伤肾，或年老体衰，以及房劳过度，可致肾气虚弱，封藏不固，水失约束，精关不固。《中医基础理论》中说："肾气不固，或因幼年精气未充，或因老年肾的精气衰退，或因早婚、性生活不节而耗伤肾气，或久病肾虚失于固摄而致，肾气不固，对肾的生理功能的影响主要是肾失封藏和对二便失于固摄。"

以上三个病例，一例为遗尿，一例为小便频数，一例为遗精。虽然病各不一，但均为肾气不固证，故补肾固涩、益气助阳进行治疗，结果均在短期得以治愈，充分体现了中医异病同治的原则。三个病例所用药大致相同，以山茱萸、菟丝子、枸杞、杜仲、益智仁补肾益精，用芡实、金樱子、桑螵蛸、龙骨等收敛固涩，巴戟天、肉苁蓉补肾助阳。特别是三个方中都用了黄芪，这是我多年的体会。如果只用补肾益精、固涩助阳药，治疗不能很快收效，只要加上黄芪，疗效就大为提高。因为黄芪补气之功非常显著，《本草求真》称其为"补气诸药之最"，大量的补肾益精、固涩药加一味黄芪，真是如虎添翼。

泌尿系感染

泌尿系感染是一种常见病，就其临床症状而言属于中医"淋病"（湿热淋、血淋）"癃闭"的范畴。

本病的病因病机在于脾肾亏损和膀胱积热。如《素问·气厥论》曰："胞移热于膀胱，则癃溺血。"《金匮要略》云："热在下焦者，则尿血，亦令淋秘不通。"《诸病源候论》中亦曰："淋之为病，由肾虚而膀胱热也……"再结合此病发作时表现的小便急频短涩，滴淋刺痛，尿意不尽，以及小腹胀痛、尿道不利、腰痛等症状，是与脾肾亏损、膀胱有热的理论相符合的。膀胱位于下焦，与肾相表里，其尿液之排出有赖于肾之气化和三焦之通调水道的功能。若受邪热之侵扰，导致肾虚气化不及州都，或三焦决渎无权，通调水道的功能失职，即可出现小便淋漓不畅、点滴涩痛等表现。

本病的临床表现可分为急性、慢性，在这里主要谈慢性炎症的治疗。

主症：尿频、尿急、尿痛，尿道灼热，小便短赤，淋漓不畅或有脓血，尿液浑浊，或腰部酸痛，小腹胀坠，舌质稍红，苔黄厚腻，脉滑数。

治则：清热解毒，利湿通淋。

方药：自拟泌炎汤。

蒲公英 20g，石韦 10g，瞿麦 12g，苦参 9g，浙贝母 9g，当归 10g，知母 10g，黄柏 9g，肉桂 2g，甘草梢 6g，川楝子 6g。4 剂，水煎服。

服用 4 剂则明显好转，再服 3 剂以巩固疗效。一般 1 周内治愈。

典型病例

李某，女，45 岁，农民，于 2007 年 3 月 4 日诊。

患者于 10 日前突然感觉下腹部不适，尿急、尿频、尿痛，尿道灼热，淋漓不畅，尿液黄赤，腰部酸痛，小腹坠胀，每日上厕所数十次，十分痛苦，在本村卫生所静脉滴注青霉素、丁胺卡那霉素等几种抗生素，收效甚微，前来我院中医门诊治疗。

症状表现如上述，望其舌质红，舌苔黄、厚腻，脉滑数有力，处以自拟泌炎汤 4 剂。4 日后患者来复诊，服上药后病情好转，继服上方 3 剂，痊愈。随访 2 年余，病情未再发作。

临床发微

此方是我多年的临床经验方，是以经方当归贝母苦参丸与时方滋肾通关丸合方，以丸改汤，加蒲公英、石韦、瞿麦、川楝子、甘草梢而成。当归贝母苦参丸是张仲景用于治妊娠小便难的有效良方；再结合时方滋肾通关丸，滋阴益肾以利膀胱气化功能恢复；加蒲公英清热解毒，利湿通淋，古人称本品为"通淋之妙品"；加石韦、瞿麦，意在清热利尿，助主方通淋之功；甘草梢引诸药直达病所，川楝子疏肝，以利下焦之气机。

泌尿系结石

泌尿系结石属中医学淋病之一，即石淋。此病大多由于多食肥甘酒热之品，以致湿热蕴积于下焦，尿液受其煎熬，日积月累，尿中杂质结成砂石，小者如砂，大者如石，或在于肾，或在于输尿管，或在于膀胱的一种病症。

其表现为尿中不时夹有砂石，小便难，色红赤而浑浊。或突然阻塞，尿来中断，或小便刺痛难忍，或突然腰痛放射至腹痛，阵发性发作，甚或尿中带血，或在化验时尿中有大量红细胞。舌色如常，脉弦数。

近年来随着人民生活水平的提高，饮食结构的改变，泌尿系结石的发病率越来越高，已成了常见病。这里介绍笔者研制的一首专方——排石汤，临床疗效较好。

排石汤方：金钱草30g，海金沙20g，冬葵子15g，鸡内金15g，川牛膝12g，瞿麦12g，香附10g，川续断12g，石韦15g，白芍12g，车前子10g。水煎服，每日1剂。

并嘱患者大量饮水，多作跳跃运动。

一般服5剂即有明显疗效，腰腹基本不痛，有时即有砂石排出。

典型病例

王某，男，45岁，农民，小吕村人。2006年4月15日诊。

主诉：半个月前的一天，突然右侧腰部剧烈疼痛，并向右腹部放射，阵发性发作，疼痛难忍，即到县医院诊治。经B超检查，诊断为右肾结石，最大达1.2cm，立即输液抗感染，肌内注射孕酮每日20mg，并服用几种排石药，虽疼痛有所减轻，但病情还是反复发作。经人介绍来我中医门诊诊治。

经全面了解病情，如上所述，即处排石汤原方5剂，嘱其带回家中，水煎服。在服完第4剂时，突然排出结石一块，大约1.2cm，患者立刻感到如释重负，欣喜若狂，拿着排出的结石到处宣传。后来到我院B超检查，无结石存在。

临床发微

余采用自拟排石汤于临床治疗数十例肾结石患者，均有良好疗效。本方用排石效药"三金"，即金钱草、海金沙、鸡内金、化石、溶石、排石，清利湿热；冬葵子、瞿麦、石韦、车前子清湿热、利湿浊；川牛膝引药下行，亦能引结石下移；白芍解痉止痛，川续断补肾而通利气血，香附行肝肾之气而利结石排出。全方配伍合理，选药精当，同道不妨一试。

梅尼埃病

梅尼埃病为常见病、多发病，临床表现以阵发性眩晕为主，多呈旋转性，伴有恶心、呕吐、耳鸣、视力障碍等症状，常反复发作。

从诊疗的病例中看，大多数患者是由于过食肥甘、饮食不节，或忧思劳倦伤脾，脾失健运，水湿内停，积聚成痰，痰浊中阻，上蒙清窍；或脾阳不振，清阳不升，浊阴不降，脑窍失利；或肾虚不能化气行水，水泛为痰，蒙蔽清窍而发生眩晕。

本病一般是突然发作，患者感觉头晕目眩，视物旋转，胸闷恶心，耳鸣耳聋，视物昏花，四肢倦怠乏力，舌苔白，脉弦滑。治疗以半夏白术天麻汤为主方，随证加减。

方药：半夏 15g，茯苓 20g，白术 12g，天麻 9g，陈皮 9g，泽泻 15g，蔓荆子 6g，僵蚕 9g，菖蒲 9g，生姜 6g。水煎服，每日 1 剂。7 剂为 1 个疗程。

兼有肝肾不足者，加枸杞、女贞子。兼有气血不足者，加当归、白芍、黄芪。恶心呕吐者，加藿香、白豆蔻。纳差食少者，加山药、焦三仙。

一般首次处 4 剂药，服后多症状明显改善，再服 3 剂以巩固疗效。病久者亦可多服几剂。

典型病例

曹某，女，45 岁，农民，夏县庙前人，于 2006 年 3 月 12

日初诊。

患者自诉 2 年前出现眩晕、呕吐，如坐车船，不能自立，在本乡镇医院诊断为梅尼埃病，经过静脉滴注甘露醇、10%葡萄糖、地塞米松等药，1 周治愈。5 日前又发眩晕、呕吐，天旋地转，经用上药 1 周，呕吐、耳鸣、视物昏花等症状有所减轻，眩晕未见好转。于今日来我中医门诊要求治疗。

症见眩晕，头重如裹，如坐车船，行走不稳，苔白腻，脉弦滑。证属痰浊中阻，清窍失利。治宜运脾燥湿化痰，芳香开窍。

方药：半夏白术天麻汤加味。

半夏 15g，白术 12g，茯苓 20g，陈皮 9g，泽泻 15g，蔓荆子 6g，远志 10g，天麻 9g，僵蚕 10g，菖蒲 9g，生姜 6g，大枣引。4 剂，每日 1 剂，水煎服。

4 日后复诊，患者眩晕明显减轻，头脑清醒，走路自如，精神振作。效不更方，前方又服 3 剂，未再来诊。一次遇见其问起此事，告知已 4 年之久，未再发作。

临床发微

梅尼埃病，现代医学认为由于自主神经功能失调引起迷路动脉痉挛，内淋巴产生过多或吸收障碍，造成迷路水肿及淋巴系压力增高、内耳末梢缺血变性等病理变化所致，属中医"眩晕"范畴。中医多从风痰、湿等论治，本病多为本虚标实或虚实夹杂，其病理主要责于脏腑功能失调，加之七情劳伤、饮食不节等，致湿聚酿痰，气机升降失常，痰气郁结，留滞经络。且本病多反复发病。

笔者在多年的临床中体会到，西医学对本病急性发作期的治疗有一定疗效，但远期疗效欠佳，如果与中医有机结合治疗，疗效则可大为提高，并且巩固、持久。

半夏白术天麻汤出自程钟龄所著的《医学心悟》一书。本方化痰息风，健脾除湿，是治疗梅尼埃病的重要方剂。余多年来凡遇到此病，就用半夏白术天麻汤加味方治疗，每每得心应手，真是疗效如神。

半夏白术天麻汤乃二陈汤加白术、天麻而成。方中半夏、茯苓、陈皮善治痰证之头眩、心悸，加白术运脾化湿，天麻息内风，对风痰眩晕、头痛等确有卓效。李东垣说："足太阴痰厥头痛，非半夏不能疗。眼黑头旋，虚风内作，非天麻不能除。"《医学心悟》眩晕门亦说："有湿痰壅遏者，书云头旋眼花，非天麻、半夏不能除是也。"古人又云："无痰不作眩""治痰为先""头眩，痰夹气虚并火，治痰为主……"梅尼埃病的发病机制就是脾失健运，痰湿中阻，清阳不升，浊阴不降。半夏白术天麻汤的组方原则，适合梅尼埃病的病因病机。余在原方基础上加泽泻、僵蚕、菖蒲、生姜四味药，更加强其功效。其中泽泻与白术配伍是仲景治疗眩晕的名方泽泻汤，加僵蚕、菖蒲化痰浊、利脑窍，加生姜温化水饮，如此配伍更是如虎添翼，用于梅尼埃病的治疗可谓是效如桴鼓。

特发性水肿

特发性水肿为原因尚未确定的综合征，由内分泌功能失调及直立体位的反应异常所致，此病常常发生于中老年妇女。水肿主要出现在身体下垂部位，卧床休息后水肿可减轻或消退，劳累或情绪变化时加重。根据其临床表现，属中医"水肿""郁胀"范畴。

特发性水肿是指无任何明显已知原因而发生的水肿，临床多见于中年妇女，且与情绪改变有密切关系，经期或工作劳累加重。多数医学家认为此病与肝的疏泄功能密切相关。肝为将军之官，主升主动，是调畅全身气机、推动血和津液运行的重要脏腑。若肝郁气滞,则气机紊乱,三焦水道不利,津液输布失常,不循常道,化而为水,泛溢肌肤则为水肿。丁甘仁指出:"治肿之法,勿忘调肝。"《诸病源候论》亦云:"青水者……其根在肝。"故笔者亦认为此病的发生多与肝郁有关。女子以肝为先天,女性疾病与肝关系密切。特发性水肿往往在春季水肿症状加重,而春则以肝为其主脏。《内经》曰:"肝者,罢极之本。"临床常见胸胁胀痛、嗳气、脉弦等,亦皆为肝郁气滞的表现。

临床诊断:颜面四肢水肿,午后加重。按之凹陷,肢体有作胀感。休息后减轻,胸闷胁胀,善叹息,月经不调,有时有乳房胀痛感,舌质暗,苔薄白,脉弦或弦滑。尿常规、肝功能、肾功能化验无异常。

方药:疏肝化瘀利水汤(自拟方)。

柴胡 10g,白芍 12g,香附 10g,川牛膝 10g,益母草 20g,泽兰 10g,薏苡仁 20g,红花 9g,车前子 12g,茯苓 12g,泽泻 10g。7 剂,每日 1 剂,水煎分 2 次服。

一般服 7 剂,即有明显疗效。半个月为 1 个疗程,1 个疗程基本治愈,也可加减服用。

注意:治疗期间必须保持心情舒畅,劳逸适度,低盐饮食。

典型病例

赵某,女,47 岁,农民,2008 年 3 月 12 日初诊。

患者主诉:患病已 2 年,每年春季 3 ～ 4 月时出现颜面及四肢水肿。

刻诊:颜面皮肤光亮、有绷紧感,四肢作胀,下胀尤甚,按之凹陷,已一周余,胸闷不适,叹息则舒。性情急躁,纳食较佳,口干不欲饮水,失眠多梦,二便尚可。舌质红,苔薄腻,脉弦数。尿常规、肝功能、肾功能均正常,诊为"特发性水肿"。

辨证：肝郁血瘀，气滞水肿。

治则：疏肝化瘀利水。

方药：柴胡 10g，白芍 12g，薏苡仁 20g，泽泻 10g，益母草 20g，泽兰 10g，茯苓 12g，川牛膝 10g，红花 9g，香附 10g，车前子 12g。7 剂。

后患者来复诊，水肿明显减轻，头面部已无绷紧感，四肢发胀也有缓解，按之凹陷较浅。前方加陈皮 12g，继服 7 剂，半个月后随访已基本治愈。

临床发微

水肿的病机，多数医家认为，其本在肾，其标在肺，其制在脾，治水也多责此三脏。然本病之水肿有其独特之处，患者的病情常随情绪波动而增减。单纯应用渗湿利水剂虽可取效一时，但随消随肿，终不能痊愈，若从肺、脾、肾三脏立法论治，也很难取得满意疗效。

目前西医对该病缺少特异性的治疗方法。临床常对症用利尿剂治疗，虽可取效一时，但停药后易于复发，部分患者，常表现为顽固性水肿，且再服其他利水药也无疗效。

此类水肿用疏肝化瘀利水法较为合拍，因为妇女多情志变化，影响肝的疏泄功能，气机郁结，气滞血瘀，气滞湿阻，瘀水相关，湿聚水停，则发为水肿。治疗应首先疏肝，肝气舒畅，血行通顺，血顺则水肿亦消。即古人所云："善治水者，不治水而治气。"

自拟的疏肝化瘀利水汤具有疏肝化瘀、利水消肿之功。以柴胡、香附疏肝解郁，辛以散之，舒发肝气，气行则水行；配白芍柔肝养肝，肝体健其功自达；泽兰、红花、益母草活血化瘀，瘀去经通，水道畅达，皆为治本之品；泽泻、薏苡仁、茯苓、车前子皆为渗利水湿之品，能推陈致新；川牛膝引药下

93

杂病治验

行，直趋下焦。全方合用，治肝气、调肝血、化瘀活血，以达利水消肿之效。

此外还有一些年龄较大的人也会出现水肿，晚上重，早上轻，各种化验正常，也属特发性水肿，此多属脾肾阳虚所致，用温阳利水法通常可治愈。

糖尿病

玉液汤是近代名医张锡纯所著《医学衷中参西录》中的重要方剂，笔者多年来在临证中运用此方治疗糖尿病取得了较好的疗效。

组成：生山药 30g，生黄芪 15g，知母 18g，生鸡内金 6g，葛根 4.5g，五味子 9g，天花粉 9g。

用法：每日 1 剂，水煎服。

功用：益气生津，润燥止渴。

主治：消渴病。气不布津，肾虚胃燥，口渴引饮。小便频数量多或小便浑浊，困倦气短，脉虚细无力。

方解：原书指明这个方子主要是治消渴病。张锡纯认为："消渴之证，多由于元气不升，此方乃升元气以止渴者也。"

本方用生黄芪，张锡纯说："黄芪不但能补气，用之得当，又能滋阴……""能大补肺气以益肾水之上源，使气旺能生水。"方中知母不但能滋肾液，还能大滋肺中之津液。葛根能升津液。鸡内金可助脾胃强健，化饮食中糖质为津液。用大剂量山药，能滋阴又能益脾肺，能滑润又能收涩，是以能补肺补肾兼补脾胃。用天花粉者，以其能生津止渴，能润肺，为止渴要药。用五味子者，取其酸收之性，大能封固肾关，不使水饮急于下趋也。

以上方药配伍严谨、选药精当，是能取效的根本。余在运用本方时常加枸杞子、生地黄、玉竹、山茱萸，使之更适合病情。

典型病例

燕某，男，56岁，农民，夏县大吕人，于2007年9月5日初诊。

主诉：口干口渴，每日晚上要喝两暖壶水，并且多食易饥，尿量及次数比以前大为增加，已3个月余。由于家庭经济困难，一直未进医院治疗。

刻诊：患者全身消瘦，口唇干燥，双目干涩，自觉倦怠乏力。余诊后印象是糖尿病，嘱其化验空腹血糖、餐后2小时血糖及尿糖。

化验结果提示：空腹血糖19.6mmol/L，餐后2小时血糖24.7 mmol/L，尿糖（+++），确诊为糖尿病。

中医诊为消渴病。让其住院治疗，但患者要求带中药回家治疗。即处以玉液汤加枸杞子12g，山茱萸10g，生地黄18g，玉竹15g，10剂。

10日后患者来复诊，口干口渴明显减轻，夜间饮水量少了一半，小便次数也明显减少。全身觉得有劲了。

查空腹血糖10.5mmol/L，尿糖（+）。效不更方，原方继服10剂，服完后患者又服了10剂，坚持服用，1个月后自觉症状消失，化验各项指标基本正常。近期疗效明显。

临床发微

近代名医张锡纯医理精深，医术精湛，创制了许多疗效卓著的方子，其中玉液汤就是治疗糖尿病的一个良方。

随着人民生活水平的大幅度提高，糖尿病的发病率越来越高，现已是常见病，到目前为止，还是一个疑难课题，治疗的观点还是只能控制，不能根治，需长期服药治疗。

中医所称消渴病，以多饮、多食、多尿、身体消瘦或尿浊、尿有甜味为特征，和现代医学的糖尿病基本一致。

糖尿病的病理特征是阴津亏损，燥热偏盛，以阴虚为本，燥热为标，两者互为因果。阴愈虚燥愈盛，燥热愈盛阴愈虚，其病变虽与五脏相关，但主要在肺、胃、肾三脏，且常常相互影响。如肺燥津伤，津液失于敷布，而脾胃不得濡养，肾精不得资助，脾胃燥热偏盛，上可灼伤肺津，下可耗损肾阴，肾阴不足则阴虚火旺，亦可上灼肺胃，终致肺燥胃热，脾虚肾亏。

玉液汤组方紧扣糖尿病的病机，益气生津，润燥止渴，肺、脾、肾三脏并治，疗效甚佳。余在临证中常以玉液汤为主方，治疗多例糖尿病患者，有的治愈，有的症状明显改善。

临证根据病因病机，可在原方的基础上加入枸杞、山茱萸、生地黄、玉竹等，更加强了其疗效。加入枸杞是因枸杞味甘、多液、性微凉，为滋阴补肝肾之良药，加生地黄能助肾中之真阴上潮以润肺；加入山茱萸大能收敛元气、振作精神，与生地相伍，增强肾的封藏之功。加入玉竹，因其味甘、性微寒，养阴润燥，生津止渴，为滋养胃肺之佳品，研究表明玉竹具有强心、降低血糖的作用。

乙型肝炎

乙型肝炎（简称"乙肝"）是由于感染乙型肝炎病毒引起的常见病，其感染途径主要是血及血制品、母婴、破损的皮肤黏膜及性接触等。本病感染率高，发病率高，目前尚无特效疗法。如迁延失治可造成严重后果，如肝硬化、肝癌等，对人体健康危害极大。

中医学无"乙型肝炎"之名，可归于"黄疸""胁痛"等疾病范围。中医认为湿热疫毒感染是主要致病因素。疫毒的实质就是现今引起各种传染性疾病的特异性致病因素。湿热疫毒侵袭人体，久留体内，损伤正气，加之情绪不调、饮食不节等诸多因素共同作用，导致肝胆功能紊乱，阴阳失调，气血瘀阻，正虚邪盛，病程迁延，缠绵难愈。总之，湿热毒邪是乙肝发病的始动因素，脾运不健是乙肝发生发展的内在基础，肝络瘀阻是病变发展的重要病理环节，肝肾亏损是病变发展的必然结果。其病机特点是正虚邪恋，本虚标实。

诊断：乙肝患者症状差别甚大。部分患者无症状，仅在化验检查时发现表面抗原（HBsAg）阳性，肝功能正常或不正常，部分患者则常感到体力不支，容易疲劳，精神差，食欲不振，恶心，厌油腻，上腹部不适，腹胀，肝区疼痛甚至小便、眼睛、皮肤黄染，化验发现转氨酶、胆红素不正常等。

有的医者分四五个证型。笔者根据多年治疗的病例体会到，分型不必过于复杂，临床只要分两个证型即可：急性乙肝、慢性乙肝。拟定一个主方随证加减。

自拟方：乙肝康复汤。柴胡 5g，赤芍 10g，白术 10g，茯苓 12g，丹参 12g，鸡内金 10g，败酱草 20g，虎杖 15g，垂盆草 15g，泽泻 12g，白花蛇舌草 30g，甘草 6g。

黄疸明显、胆红素偏高者，加茵陈 30g，土茯苓 30g。转氨酶增高者，加五味子 15g；纳差者，加炒麦芽 15g，山药 15g。每日 1 剂，水煎服，2 个月为 1 个疗程。

一般用 2 个月有明显好转，各项指标均下降。为了服药方便，亦可将上方加工为水丸，继续服用。

典型病例

樊某，男，45 岁，农民，瑶峰镇樊家峪村人，2004 年 3 月 12 日初诊。

主诉：近半个月来自觉乏力，食欲减退，尿色发黄，来我院门诊求治。经过实验室肝功能及乙肝五项化验，结果肝功能异常，表面抗原阳性，其他几项均异常，确诊为乙型肝炎。由于患者家庭困难，要求在门诊服用中药治疗。经分析病情，辨证施治，处以自拟方乙肝康复汤治疗。患者服用2个月后，化验结果显示，各项指标有所改善。患者有信心继续治疗，由于煎药不方便，故以原方加工为丸药，继续服2个月。经化验各项指标正常，表面抗原转阴，患者精神振作，至今已五六年之久，肝功能仍然正常，乙肝表面抗原阴性。

临床发微

乙型肝炎是临床常见病，发病率很高，特别是青少年，不知不觉发病，常在体检时无意中发现。其病性缠绵，病机复杂多变，治疗周期较长。中医药治疗本病在恢复肝功能、促使病毒转阴、恢复肝脾形态方面有较好的作用，但是治疗必须突出中医特色，按照脏腑生理、病理及五脏相关理论辨证施治。肝为五脏之一，主疏泄，藏血，有调节血液之用，其病理变化较为复杂，常累及脾肾等。

笔者自拟的乙肝康复汤是治疗乙肝的经验方，疗效比较理想。本方用少量的柴胡疏泄肝气，使肝气畅达。用赤芍、丹参活血化瘀，以助肝调节血量之用。白术、茯苓、鸡内金健脾消食利湿，扶土荣木，正所谓"见肝之病，知肝传脾，当先实脾"。虎杖、败酱草、垂盆草、白花蛇舌草清热解毒、利湿退黄，清除湿热疫毒之邪，顿挫病势蔓延。泽泻清湿热，使之从小便而下。甘草调和诸药。诸药配伍合理，故能取得较好疗效。

肠 痈

肠痈常为急症，由于病情急剧，发展迅速，现多用手术治疗，但对慢性肠痈或已经化脓形成了包块的情况，怎么办呢？张仲景已经为我们创制了一个有效良方。正如仲景在

《金匮要略》中所说："肠痈之为病，其身甲错，腹皮急，按之濡，如肿状，腹无积聚，身无热、脉数。此为肠内有痈脓，薏苡附子败酱散主之。"此方为历代医家所青睐，一直沿用至今，为无数患者解除了病痛。

余行医近五十载，在临床上凡遇肠痈化脓，有包块者即开出薏苡附子败酱散，并根据伴随症状加味治之，每每取得良好疗效。以下举两个典型病例以资佐证。

典型病例

病例一：车某，女，45岁，农民，夏县禹王人，2008年4月16日初诊。

主诉：于半个月前的一天，突然腹痛、发热、恶心，到本村卫生所诊治，确诊为急性肠痈（急性阑尾炎），用大剂量抗生素治疗，但还是疼痛持续不解，且在右下腹部形成一包块。医生建议其转县医院行手术治疗，但患者拒绝手术，要求到我院进行中医治疗。

诊见面色青黄，神色困惫，右下腹持续疼痛，有明显压痛、反跳痛，可触及包块，畏寒发热，腹痛时四肢有冷感，舌质红，苔滑腻，脉滑数，体温38.2℃。此为寒湿郁结化热，热腐则为脓。治宜解毒温阳化湿。用薏苡仁50g，炮附子6g，败酱草30g，冬瓜子15g，黄芪20g。嘱其浓煎顿服，3剂后疼痛大减，呕吐止，体温正常，右下腹包块有所缩小，再服上方7剂而愈。

病例二：刘某，男，38岁，干部，县城某机关干部，2007年5月8日诊。

主诉：半个月前因饮食不洁后不久，突然感到腹部疼痛较甚，时有呕吐，速到某医院求治，诊断为急性阑尾炎，立即行手术治疗。术后一切症状好转，住院7日，拆线时发现伤口有感染，并有化脓现象，医院又予大剂量抗生素进行抗感染治疗。半个月后，化脓病灶并没有明显好转，患者要求出院，经人介绍到我院用中医治疗。

诊见面色萎白，精神疲惫，食欲不佳，右下腹部伤口感染、有脓，舌质淡，苔白腻，脉沉数。辨为气血不足，湿热蕴结，属正虚邪实。处以薏苡仁40g，败酱草30g，炮附子6g，黄芪30g，当归15g，冬瓜子15g，蒲公英20g，制没药10g。5剂。5日后来诊，患者精神有好转，面部稍有血色，食欲好转，伤口脓性分泌物减少。效不更方，前方继服7剂，共服20余剂，伤口基本愈合，痊愈。

临床发微

经临床反复验证，薏苡附子败酱散确实是治疗肠痈的一首良方。方中薏苡仁排脓消肿，开壅利肠；轻用附子振奋阳气，辛热散结；佐以败酱草解毒败脓。虽然药仅三味，但能谨守病机，配伍精当。本方在临床上不但常用于阑尾脓肿、慢性阑尾炎，还可用于治疗腹腔、盆腔内的多种慢性化脓性炎症，如慢性盆腔炎、慢性附件炎、卵巢囊肿、前列腺炎等。在应用时根据症状也可加减。

腹痛甚者，加白芍、延胡索；发热者，加金银花、连翘；局部化脓明显者，加天花粉、白芷、黄芪；瘀滞明显者，加桃仁、制没药；腹胀气滞明显者，加木香、厚朴、莱菔子；热毒明显者，加紫花地丁、蒲公英；体质虚弱者，加当归、党参、黄芪。临证时要观其脉证，辨证论治，左右逢源，取得良好疗效。

银屑病

银屑病是一种慢性具有复发倾向的红斑鳞屑性皮肤病。大致相当于中医的"白疕""松皮癣""风癣"等范畴。

血热是导致银屑病发生的内在因素。然而血热的形成与多种因素有关，可以由七情内伤，气机壅滞，郁久化火，以致心火亢盛，热伏营血；或饮食失节，过食荤腥动风的食物，以致脾胃失和，气机不畅，郁久化热，热邪侵入血分而致。还可由于感受风邪或夹杂燥热之邪客于皮肤，内外合邪而发病，大致可分血热与血燥两种类型。热壅血络则发红斑，风热燥盛，肌肤失养则皮肤发疹，搔之屑起，色白而痒。若风邪燥热之邪久羁，阴血内耗，夺津灼液，则血枯燥而难荣于外。临床最常见的是血热型，是银屑病的初期阶段，早期积极治疗可以阻断其向血燥、血瘀方向发展。

本病皮疹发生及发展比较迅速，泛发潮红，新生皮疹不断出现，鳞屑较多，表皮易于剥离，底层附着较紧，剥离后有筛状出血点，基底浸润较浅，自觉瘙痒明显，常伴有口干舌燥、心烦易怒、小便短赤等全身症状。舌质红绛，舌苔薄白或微黄，脉弦滑或数。

治则：凉血解毒，清热利湿。

方药：自拟方。

生地黄 15g，牡丹皮 10g，拳参 10g，玄参 15g，赤芍 9g，紫草 10g，丹参 12g，当归 9g，白茅根 20g，连翘 15g，甘草 6g，白鲜皮 15g，海桐皮 12g，泽泻 12g。每日 1 剂，水煎服。

一般服 10 剂，即有疗效。

典型病例

崔某，女，40 岁，农民，夏县大庙人，2001 年 3 月初诊。

主诉：全身起红色皮疹，瘙痒已 3 年。3 年来，四肢躯干发生红色皮疹，一直不愈，经某医院皮肤科诊断为银屑病。几年来经过多家医院皮肤专科诊治，应用多种疗法，一直未能痊愈，而且不断有新皮疹出现。

刻诊：内科检查未发现异常。四肢及躯干泛发大片红色皮疹。表面覆盖多层银白色鳞屑，鳞屑周围有明显红晕。四肢躯干均有多数较小的新发皮疹，十分瘙痒，舌质红，苔黄腻，脉滑数。

中医诊断：血热，发为白疕。

治法：凉血、解毒、清热利湿。

方药：自拟方。

生地黄 18g，牡丹皮 10g，白鲜皮 15g，拳参 10g，玄参 15g，赤芍 10g，紫草 10g，白茅根 30g，丹参 12g，荆芥 10g，白蒺藜 10g，连翘 15g，泽泻 10g，甘草 5g。10 剂。

患者服完 10 剂后，前来复诊，病情有所好转，在前方基础上加槐花，继服 10 剂，症状进一步改善。照方又服 10 剂，病情基本治愈。为巩固疗效，又服 10 剂，其病痊愈。现已 10 年之久，未再发病。

临床发微

银屑病是目前皮肤科学领域重点研究和防治的疾病之一，也是医学中疑难病之一，其病因尚未完全明了。中医学对本病早有认识，并提出"风、热、燥、虚"为本病的主要致病因素。近代医家在前人经验的基础上提出以血热、血瘀为重点的病机学说，并用以指导辨证论治，取得了很好的疗效。笔者在临床上采用凉血解毒、清热利湿的治则，合理配方，治愈了十余例患者，有的十余年，有的五六年，均没有复发，充分证明中医治疗银屑病的独特效果，远期疗效较好。

笔者的自拟方中选用大量凉血药，如生地黄、牡丹皮、玄参、白茅根、紫草等，又配赤芍、拳参、连翘清热泻火解毒，用白鲜皮、海桐皮清热燥湿，用丹参、当归活血散瘀，泽泻利水渗湿，甘草调和诸药。诸药配伍合理，是取得疗效的根本保证。

肩周炎

肩周炎，中医称肩凝症，因气滞血凝而得名，多因肩部感受风寒湿邪而引起。本病以 50 岁左右的人多见，故又有"五十肩"之称。

肩周炎的发病原因比较复杂。正如《三因极一病证方论》曰："三气侵入经络。""在骨则重而不举，在脉则血凝不流，在筋则屈而不伸，在肉则不仁，在皮则寒，逢寒则急，逢热则纵。"本病多因年老体弱，肝肾不足或气血亏损，营卫不和，筋脉失养，复感风寒湿邪，外邪侵入经络，阻滞经脉，壅滞不通，肢体疼痛，活动不利。或因过度劳伤，或闪挫之后气滞血凝，血不荣筋，关节拘挛，不通则痛。

常见证型如风寒湿型。症见肩部重着，如压重物，日渐加重，以致肩关节活动受限，抬举困难，重者摸头、吃饭、解系腰带均不能为。夜间酸困不能入睡，肩部呈广泛性钝痛，畏寒怕冷，遇热则轻。舌质淡，苔白，脉弦或紧。

方药：温经散寒汤（自拟方）。

桂枝 12g，姜黄 12g，黄芪 30g，炮附子 6g，白芍 10g，鸡血藤 20g，木瓜 15g，羌活 10g，当归 12g，防风 12g，红花 12g，伸筋草 15g，甘草 5g。每日 1 剂，水煎服。

一般服 7 剂即明显见效。

典型病例

杨某，男，48 岁，农民，2007 年 10 月 5 日初诊。

主诉：患肩周炎已一年余，右肩部酸困，重着抬举困难，右上肢只能抬到胸前，肩部畏寒怕冷，夜间加重，有时痛得夜间不能入睡。白天影响劳动，经过贴各种膏药、局部封闭、服抗风湿西药、拔火罐等治疗均疗效甚微，经人介绍来我院门诊治疗。望其舌质淡，苔白，脉沉弦，处以温经散寒汤原方7剂。7日后患者来诊，告知明显好转，各种症状基本消失，照上方继服7剂治愈，现已一年多，未见复发。

临床发微

肩周炎是临床常见病，多发病于体力劳动者，且以中老年多见，其病程较长，缠绵不愈，直接影响劳动、工作、生活。一般临床分型较多，经笔者治疗观察，以风寒湿型最常见，占80%～90%，行祛风散寒、除湿活血、温经通络综合治疗。在祛风散寒除湿的基础上，必须重用黄芪、炮附子，扶正温阳，以达阳气一振，寒邪自散，这是体会最深刻的一点。正如《本经疏证》所云："黄芪一源三派，浚三焦之根，利营卫之气，故凡营卫间阻滞，无不尽通……"实为经验之谈。另外，本方还重用活血化瘀之品，如姜黄、红花、鸡血藤、当归、伸筋草。因风寒凝滞经脉不通，血遇寒则瘀滞，非大量活血化瘀药则痹痛难以祛除。寒湿祛除，血脉通畅，阳气振奋，气血调和，肩凝自除。

网球肘

网球肘又名肱骨外上髁炎，多见于经常旋转前臂和伸屈肘关节的劳动者，如木工、钳工、装卸工及网球运动员，现在农民朋友患病也为数不少。本病起病缓慢，逐渐出现肘关节外侧疼痛，在用力提重物或用力握物时疼痛明显，病情重者，日常生活也受到影响。

我在临床上治疗网球肘患者数十例，均从筋痹论治，用自拟方舒筋通痹汤取得了很好效果。

网球肘属于长期劳作损伤气血，经脉空虚，筋脉失养，风寒湿邪乘虚袭于肘部，气血被邪所阻，筋脉不通导致本病发生。

诊断可重点着眼于以下几点。

1. 一般无明显外伤史，但常有使用前臂旋转工作的劳损史及过度运动损伤史。

2. 起病缓慢，局部可有轻度肿胀，握物无力，无法完成扫地、拧毛巾等类似运动。

3. 肘关节伸屈正常，但旋转受限，肱骨外上髁处明显压痛。

4. 所有病例肘关节 X 线摄片正常。

治疗采用自拟方——舒筋通痹汤。炒白芍 15g，桂枝 10g，伸筋草 15g，鸡血藤 15g，炙甘草 6g，木瓜 12g，当归 15g，黄芪 20g，防风 12g，姜黄 10g。生姜、大枣为引，每日 1 剂，水煎服。一般服 5 剂即有明显疗效。

典型病例

白某，男，42 岁，农民，泗交镇屯里村人，2008 年 8 月 4 日初诊。

主诉：右侧肘部疼痛 2 个月余，疼痛连及前臂部，拧毛巾、提东西时疼痛加重。

检查见右侧肱骨外上髁处略有肿胀，有压痛。肘部 X 线片提示：右侧肘关节未见异常。诊断为网球肘。患者曾多处治疗，贴膏药、口服抗风湿中西药、肘部打封闭针等，疗效均不佳。经人介绍，到我中医门诊治疗。采用自拟方——舒筋通痹汤。

方药：炒白芍 15g，甘草 6g，当归 15g，木瓜 12g，伸筋草 15g，黄芪 20g，防风 12g，桂枝 10g，姜黄 10g，红花 9g，鸡血藤 20g。生姜、大枣引，每日 1 剂，水煎服。连服 5 剂。

5 日后患者复诊，症状明显好转。在前方基础上稍事加减，继服 5 剂。服药后病情痊愈，现已 3 年，随访后得知，疗效巩固。

临床发微

网球肘属中医"痹证"范畴。《内经》曰："风寒湿三气杂至，合而为痹也。"又曰："在于筋则屈而不伸。"《严氏济生方》也说："皆因体虚腠理空疏，受风寒湿而成痹也。"本病是因肘部长期劳作，劳伤气血，筋脉失养，风寒湿邪乘虚侵入肘部，注于经络，留于关节，使气血痹阻不通，不通则痛。所以笔者认为，肘关节处肌肉浅薄，全靠筋腱司转运动，治疗必须舒筋养筋活血、祛风通痹。余自拟舒筋通痹汤，配伍大量养血舒筋、活血祛风通痹之品。方中当归、白芍养血舒筋，鸡血藤、木瓜、伸筋草舒筋活血散寒湿，桂枝、黄芪益气通阳以散寒，防风、姜黄祛风除湿兼活血止痛，甘草调和诸药。全方配伍合理，一般服 5 剂即有明显疗效。

类风湿关节炎

类风湿关节炎属中医顽痹、历节病的范畴，历代医家对此病的论述频多，而且积累了很多治疗经验。本病的内因主要是先天禀赋不足，卫气不固或劳累过度，正气损伤，即现代医学所说的自身免疫功能降低。外因主要有风、湿、寒、热等，外邪侵袭机体，搏于气血，不得宣通，流注关节特别是四末，阳气难达，造成小关节肿痛变形。笔者在临床上大致分以下四型进行治疗，取得了较好的疗效。

1. 湿热痹阻型

关节红肿热痛，疼痛较剧或焮热不可触，皮下多有风湿结节或呈红斑。伴有发热口干、烦闷不安等，舌质红，苔黄腻，脉滑数或濡数，治宜清热燥湿宣痹通络。方用白虎苍术汤，酌加金银花、连翘、赤芍、牡丹皮、忍冬藤、秦艽、地龙、豨莶草、蚕沙等。

病例：李某，女，42 岁，1998 年 5 月 6 日初诊。

关节疼痛，触之灼热，晨僵约 2 小时，口干、口渴，苔黄腻，脉滑数，血沉 54mm/h，类风湿因子阳性。西医诊断为类风湿关节炎，中医辨证为湿热痹阻型。治宜清热燥湿、宣痹通络。

方药：白虎苍术汤加味。

石膏 30g，知母 12g，苍术 10g，忍冬藤 15g，防己 10g，地龙 9g，牡丹皮 9g，重楼 15g，连翘 15g，甘草 6g。连服10 剂。

药后关节红肿已减，晨僵 1 小时。随证加减，服药 40 余剂获愈。

2. 寒湿痹阻型

发病较缓，关节肿痛变形，多不红热，晨僵时间较长，常伴怕冷、恶风，舌质淡，苔薄白，脉沉弦。治宜温经散寒、除湿通络。方用乌头汤合当归四逆汤加减。

病例：王某，男，62 岁，1997 年 9 月 28 日初诊。

患类风湿关节炎已 6 年，经多方治疗，疗效欠佳。诊见其双手近端指间关节及腕、膝、踝关节均肿痛，恶风、怕冷，关节触之不热，喜热敷，双手指间关节呈梭形改变，活动受限，晨僵约 3 小时，乏力，二便正常。舌质淡，苔白腻，脉沉弦。辨证为寒湿痹阻型。治宜温经散寒、除湿止痛。

方药：乌头合当归四逆汤加减。

川乌 9g（先煎），防风、麻黄、桂枝、防己各 10g，当归、威灵仙各 10g，黄芪 20g，白芍 10g，姜黄 10g，细辛 6g。

服药 20 日后，关节疼痛减轻。再以上方加地龙、蜈蚣，连服 3 个月余，关节疼痛消失，活动度好转，关节畸形无改变。

3. 瘀血痹阻型

痹证日久，指（趾）小关节变形，痛如锥刺，甚至腕、踝、肘、膝等关节均肿痛，面色晦暗，舌质暗或有瘀斑点，脉沉涩。治宜活血逐瘀、祛湿通络。方用身痛逐瘀汤加减。

笔者认为，本病日久，湿、寒、热等邪痹着于关节，血行受阻，瘀血与湿热寒之邪互相盘踞，一般方药难以取效。而身痛逐瘀汤是治疗此类关节炎的效方。疼痛剧烈时，可加蜈蚣、全蝎、蜂房等。

病例： 乔某，女，47 岁，1996 年 10 月 2 日诊。

手足关节疼痛 5 年，双手近端指间关节呈棱形改变。疼痛如锥刺，腕关节肿胀疼痛，活动受限，双足趾关节疼痛变形，晨僵 3 小时，近 3 个月来痛及腰、背及周身关节，舌质暗，苔薄白，脉沉涩，血沉 90mm/h，类风湿因子阳性，中医辨证为瘀血痹阻型。治宜活血逐瘀、除湿蠲痹。方用身痛逐瘀汤加减。

方药： 羌活、独活、秦艽、桃仁、红花、地龙、川牛膝、防己各 10g，川芎 15g，当归 15g，威灵仙 10g，没药、香附各 6g。每日 1 剂，水煎服。

服用本方 15 剂，患者腰痛及周身关节疼痛缓解，继加蜈蚣 2 条，全蝎 4g，蜂房 6g，连服 2 个月余，周身关节疼痛及晨僵均愈，腕关节活动明显好转。

4. 肝肾亏损型

病程日久，多数关节疼痛变形功能活动障碍，肢体酸痛，乏力膝软，自汗，畏寒、恶风，舌质淡，苔薄白，脉沉细弱。治宜补益肝肾、祛湿止痛。方用独活寄生汤，偏肾阳虚加附子、巴戟天、淫羊藿，偏肾阴虚加枸杞、肉苁蓉，病久气血亏损者加黄芪、白术、防风等。

病例：姜某，男，65岁，1994年4月5日诊。

患者双手近端指间关节肿痛11年，诊为类风湿关节炎，经中西医多方治疗无明显疗效。近3个月来双腕、膝、踝关节均肿痛，晨僵约3小时，腰膝酸软，畏寒肢冷，气短乏力，自汗，舌质淡，苔少，脉沉细无力。辨证为肝肾亏虚，肾阳不足。治宜温补肝肾、益气活血。

方药：当归15g，桑寄生15g，巴戟天10g，淫羊藿15g，党参15g，独活10g，防风10g，川芎9g，杜仲10g，补骨脂10g，桂枝10g，川牛膝10g，附子6g，细辛4g。每日1剂，水煎服。

患者服药10日后，关节疼痛减轻，晨僵亦减为1小时，继加全蝎6g，蜈蚣2条，连服60剂，周身关节痛及晨僵基本消除，手指屈伸较灵活，关节畸形未改变。

骨性关节炎

骨性关节炎又称退行性关节病、增生性关节炎等。本病属中医"痹证""瘀证""骨痹"等范畴，多发于中老年人，近年来发病率越来越高。

本病病因多为患者年高体衰，肝肾精血亏损，筋骨失养，加之外力因素如强力劳动、久行久站、扭伤等，导致筋骨失养及血瘀气滞，或感受风寒湿邪，或湿热下注，引起负重的骨节疼痛或肿胀而发病。病位在筋骨，与肝、肾密切相关。病性多为本虚标实，发作期以血瘀气滞湿阻，标实为主；缓解期以肝肾亏损、精血不足，本虚为主。基本病机为血瘀、气滞、湿阻。

本病多有骨折、劳伤、负重、软骨损伤等病史，发病部位可见关节受累。临床以缓慢性关节瘀痛、僵硬、骨性肿大伴关节功能障碍、活动可有关节喀喇声或摩擦音为主要表现，还有休息时疼痛减轻、行走时疼痛加重等。X线片通常显示比较清楚，可见关节面不规则、关节间隙狭窄、软骨下骨质硬化，以及边缘唇样改变，骨刺形成。

自拟方：骨仙通痹饮。川续断15g，木瓜15g，当归15g，怀牛膝20g，骨碎补12g，白芍20g，鸡血藤24g，杜仲12g，威灵仙9g，鹿衔草15g。

颈椎骨刺，加葛根30g；腰椎增生，加狗脊15g，桑寄生15g。

水煎服，半个月为1个疗程。一般服5剂即有明显疗效。

典型病例

郭某，女，农民，2006年3月15日初诊。

主诉：半年来，右侧膝关节疼痛，逐渐加重，行走困难，坐下时起不来，站立时难以坐下。关节僵硬，活动受限，拄拐杖下地干活。观其面色不华，形体虚胖，肢体麻木。舌淡，苔薄腻，脉沉弦。患者曾多处求治，疗效不佳。经人介绍，到我院门诊求治，余处以骨仙通痹饮加红花10g。服5剂后，即有疗效。效不更方，照原方又服15剂，病情大为好转。丢掉拐杖，行走自如，患者非常欣喜。

临床发微

《素问·经脉别论》曰："故春秋冬夏，四时阴阳，生病起于过用，此为常也。"骨性关节炎也是起于过用。此病大多见于形体肥胖或劳动过于负重的中老年人。西医在此方面疗效不佳，只能暂时止痛，中医药治疗本病有其独特优势。多年来，余对本病进行深入研究，并把治疗经验总结为三大基本要点，即补肝肾、化痰瘀、祛寒湿。选药配方，组成骨仙通痹饮，用于临床，疗效显著。方中杜仲、怀牛膝、川续断补肝肾、壮筋骨、行气血，当归、鸡血藤养血活血通络；鹿衔草、骨碎补滋肺肾、化瘀滞，为治骨刺要药；白芍、木瓜柔肝舒筋除湿浊，威灵仙祛风寒通经络。如此巧妙配方，合理选药，用于此病的治疗，疗效独特。

膝关节滑膜炎

膝关节滑膜炎是以膝关节肿胀积液为主要症状的疾病，分急性创伤性滑膜炎和慢性滑膜炎。在此主要谈膝关节慢性滑膜炎的治疗，其临床发病，女性多于男性，40岁以上患者多发，是常见的膝关节病变。

膝关节滑膜炎中医无此病名，可归属于中医鹤膝风范畴，指病后关节肿大，股胫变细，形如鹤膝，故名之。

膝关节滑膜炎发病的主要原因是先天禀赋体虚，调摄失宜，足三阴亏损，正气不足，风邪外袭，阴寒凝滞而成。或妇女因胎产经行失调。或郁怒亏损，肾气虚弱，阴寒凝居于膝部所致。或风寒湿邪结于经络，血脉不流，阴寒凝滞，邪蕴化热，则湿热壅阻，湿流关节，关节肿痛，屈伸不利。正如《医学心悟》所云："三阴本亏，恶邪袭于经络。"气血运行不畅，血停为瘀，湿聚为痰，痰瘀互结，留于膝部，发为本病。

诊断首先要分清寒湿证与湿热证。

寒湿证：膝关节肿胀，疼痛较剧，行走困难，局部不温，有重着感，形寒肢冷，或阴雨天加重，得热疼痛减轻，舌质淡，苔白腻，脉沉紧或沉迟。

湿热证：两膝关节肿大疼痛，局部扪之有灼热，面色黄并浮有油垢，遇热加重，口干不欲饮，小便色黄，舌质红，苔黄腻，脉象滑数。

以上两种证型实验室检查均无异常。

治疗方法也分两种证型分别施治。

1．寒湿型

治则：祛风散寒，温阳利湿。

方药：自拟方。

生麻黄 6g，桂枝 10g，防风 12g，独活 12g，木瓜 12g，白术 12g，苍术 10g，泽兰 10g，茯苓 15g，炮附子 6g，生姜 10g，陈皮 15g。每日 1 剂，水煎服。

2．湿热型

治则：清热通经，利湿消肿。

方药：黄柏 10g，苍术 10g，薏苡仁 30g，防风 12g，川牛膝 10g，川萆薢 15g，地龙 9g，泽泻 15g，益母草 20g，枳壳 10g，丹参 10g。每日 1 剂，水煎服。

以上两个证型，只要认证准确，一般服 5 剂即有明显疗效，半个月为 1 个疗程。如有顽固不愈者，亦可再多服几剂。

典型病例

尉某，女，45 岁，农民，尉郭乡尉郭村人，2007 年 9 月 12 日初诊。

主诉：右膝关节肿胀已 2 个月，经乡镇卫生院诊断为滑膜炎，曾几次抽液，而后仍复发。

刻诊：患者右膝关节肿胀不舒，行动时自觉髌骨移动，不敢用力，手摸之有灼热感，不痛，触之有波动感。自觉身疲乏力，口干不欲饮，小便黄，舌质红，苔黄腻，脉象滑数。

辨证属湿热蕴结关节。

方药：四妙散加味。

薏苡仁 30g，防己 10g，黄柏 9g，苍术 10g，川牛膝 10g，萆薢 15g，地龙 9g，泽泻 15g，益母草 20g，丹参 12g，蚕沙

10g。5 剂，每日 1 剂，水煎，分早晚两次服。

5 日后患者来复诊，右膝关节肿胀明显减轻，关节活动比较自如，精神振作。口已不干，小便淡黄，舌苔薄黄。前方稍事加减，继服。前后共服 15 剂，右膝关节已不肿，关节灵活，行走有力。

临床发微

膝关节滑膜炎是常见病。笔者在长期的临床上体会到，只有分清了证型，用药才能对号入座，热者寒之，寒者热之。

治疗寒湿型，可用大量的散寒通经、温阳利湿药，加入大辛大热的炮附子，温补肾阳。肾中之阳，尤如天空中之太阳，阳光一照，寒湿遂化。再加生麻黄宣通上焦肺卫，使阳气畅达。内外阳气一振，阴寒水湿自化，不治肿，肿自消。

治疗湿热型，可用清利下焦湿热的四妙散，加防己、萆薢、泽泻，以加强清热利湿的功效，特别是加入虫类药地龙，更加强通经活络利水之功。加益母草、丹参活血利水，"血不利则为水"，治水配伍活血之品，利水作用更好。加枳壳行气，以助水行。

足跟痛分型论治

足跟痛是临床上的常见病、多发病，多见于中老年患者，以足跟疼痛为主要表现，严重影响患者的行走功能。经过临床观察，总结起来大致可分以下四个证型。

1. 肾亏骨虚

肾主骨生髓，髓充养于骨，髓充则骨坚。若素禀不足，或年老体虚，或久病伤肾，或久立远行、过度劳损，积劳损骨伤肾，以致肾之精气亏虚，精不生髓，骨失所养而形成足跟痛。

2. 寒湿痹阻

寒从脚起，湿从下受，正如《内经》所言："伤于湿者，下先受之。"素虚之人，经脉空疏，若久居潮湿阴冷之地，或下肢汗出之后用冷水洗脚，或严冬之时，鞋袜单薄，寒湿侵入足部，留于筋骨，痹阻经脉，发为足跟痛。

3. 湿热蕴积

暑热熏蒸，湿热侵袭，或素体阴虚，内热偏胜，寒湿之邪郁久化热，或过食肥甘，嗜酒无度，伤脾生湿蕴热，湿热下注于足部，内舍筋骨，痹阻经脉，亦发足跟痛。

4. 瘀血痹阻

遭受跌打挤压或强力扭转，或地面不平，跑跳失当。致筋骨损伤，络破血瘀，皆可使足部肌肉、筋骨、关节气血运行不畅，经脉痹阻，渐成足跟痛。

本病的主要病机是足部的肌肉筋骨气血凝滞，经脉不畅，病性有虚有实。

其临床表现以足部疼痛为主，或以足跟痛为主。站立或行走时跟底疼痛，早晨起床后、站立时最明显，行走片刻后疼痛反而减轻，但行走过多，疼痛则又加重。疼痛可向前放射到足底。X线摄片时可见足跟底骨膜增厚，或跟骨结节前方有骨刺形成。发病可缓可急，以中老年居多，男女均可患病。

本病病因较为复杂，不能以一方统治之，当分寒热虚实，辨证论治。

1. 肾亏骨虚

症状：足跟酸痛，痛处不红不肿。腰酸膝软，不能久立。足胫时热，头晕，咽干，舌质红，苔少，脉沉细无力或细数。

方药：六味地黄汤加减。

熟地黄 25g，山茱萸 10g，山药 20g，茯苓 12g，枸杞子 12g，怀牛膝 15g，菟丝子 20g，当归 10g，鸡血藤 20g，寻骨风 10g。水煎服。

2. 寒湿痹阻

症状：足部麻木冷痛，得温则减，遇阴雨寒冷则痛增，不红不热，下肢重着，肌肤冷而白，舌质淡，苔薄白，脉沉细或紧。

方药：乌附麻辛桂姜汤加味。

制川乌 6g，制附片 9g，麻黄 6g，细辛 6g，桂枝 10g，干姜 9g，独活 15g，鸡血藤 15g，炙甘草 6g，威灵仙 9g。水煎服。

3. 湿热蕴积

症状：足部肌肉、关节红肿、灼热、疼痛，痛不可近。着地即痛，甚至不能行走。口干，小便黄，脉滑数或濡数。

方药：四妙丸加味。

苍术 10g，黄柏 10g，薏苡仁 30g，川牛膝 15g，海桐皮 15g，防己 10g，萆薢 30g，木瓜 10g，栀子 6g，甘草 5g。水煎服。

4. 瘀血痹阻

症状：足痛如刺，痛有定处而拒按，有时不能用脚踏地。稍一用劲则疼痛难忍。局部皮肤可见青紫，日轻夜重，舌质暗，脉涩，多有跌打损伤史。

方药：身痛逐瘀汤加减。

桃仁 15g，红花 15g，当归 10g，川芎 10g，五灵脂 10g，地龙 9g，川牛膝 15g，延胡索 15g，土鳖虫 10g，木香 9g，甘草 5g。

典型病例

车某，男，56岁，农民，夏县泗交镇，2008年8月20日初诊。

患者近 2 个月来渐觉两足跟疼痛，行走有困难，同时伴有腰膝酸软，下肢无力，行走一段路需休息片刻，在我院放射科摄片证实为跟骨有骨质增生。经他医用针灸、局部封闭和口服六味地黄丸等治疗均未见效。舌质淡，苔薄，脉沉，两尺部沉而无力。辨为肾虚骨损型，治宜温补肾阳、生髓健骨。

方药：金匮肾气丸加减。

熟地黄20g，山茱萸10g，茯苓10g，桂枝9g，炮附子6g，骨碎补12g，淫羊藿15g，鹿衔草15g，怀牛膝15g，当归10g，杜仲12g。5剂，水煎服。

5日后患者来诊，主诉自我感觉较前有很大进步。复诊后，前方稍事加减，继服5剂，前后共诊3次，病情告愈。

临床发微

足跟痛是多发病，农民发病率较高，可能与他们过度劳作、有时淋雨涉水、居住环境潮湿等有关。西医通常治以局部药物封闭，利多卡因阻滞神经，使局部血管扩张，醋酸泼尼松有较强的抗炎作用，两者合用可消除局部炎症，缓解疼痛，但疗效不巩固，有的患者用后也无效。

中医学认为肾主骨。中老年人肾气始衰，肾虚则精少、髓渐空，骨骼失养而渐槁。气血不足，筋骨失养，风寒湿邪或热邪留滞经络，气血寒湿热邪凝聚，不通则痛，发为本病，治疗应辨证分型，审因论治，对证下药。

经过多年临床观察，余认为其最常见证型为肾虚型和湿热型。标本兼顾，补泻兼施，辨证论治，始有效验。

产后风湿病

产后风湿病是指育龄期妇女在产后或人流术后百日内出现的肌肉酸痛或关节疼痛、汗出畏风等一系列证候。其症状复杂多样，可归于"产后关节痛""产后中风""产后身痛""鸡爪风"等范畴。

产后妇人由于机体经历了大汗、大劳、大伤，身体虚弱，气血不足，营卫空虚，外邪乘虚而入，与体内瘀血、痰浊互结阻滞经络而发本病。大致原因有以下两个方面。

1. 外因

由于产后居住潮湿之地，或在春、秋、冬之季分娩，室内过冷或过暖，衣服被褥增减失宜；或产期在盛夏炎热之时，室内用空调、电扇消暑，皆易感风寒湿诸邪，邪气痹阻经脉而发病。

2. 内因

产妇在产后失血过多，或难产、分娩时间过长，精力耗损过度，或产后恶露不净，气血再伤，机体筋脉、关节、脏腑、骨骼等全身组织失于濡养，气虚则卫阳不固，血虚则阳无所附。或产后正气未复，过早操劳，或用冷水洗衣物、贪凉饮冷等，风寒湿之邪极易侵犯人体。

总之，产后风湿病因复杂，多表现为虚实错杂，且虚证又以血虚为主，兼夹外感或血瘀。以风寒湿邪瘀结为标，以气血肝肾虚为本，本虚标实，虚实夹杂。

如产后或人流术后百日内出现肌肉关节疼痛，游走不定，伴畏寒怕风自汗、头痛，面色无华，体倦乏力，口不干，舌淡，苔白，脉浮缓，可资诊断。

方药：自拟经验方。

桂枝 10g，白芍 10g，白术 15g，黄芪 20g，炮附子 6g，当归 15g，山药 12g，鸡血藤 20g，防风 9g，秦艽 10g，炙甘草 6g，桑寄生 15g。

一般服 7 剂，有显著疗效，照方或适量加减继服。

典型病例

薛某，女，24岁，农民，2008年4月15日初诊。

产后12日，由于窗门没及时关闭，感受风寒，周身肌肉酸楚，畏风恶寒，两下肢困痛不舒。全身神疲乏力，面色少华，稍动则全身汗出。舌淡，苔白，脉浮细无力。既往无风湿病史，各项检查无异常，局部关节无红肿，体温正常。

诊断为产后风湿病。证属气血不足，风寒侵袭脉络。

治则：补益气血，温经通络，疏散风寒。

方药：黄芪20g，当归15g，鸡血藤20g，白术15g，桂枝10g，白芍10g，炙甘草6g，防风10g，秦艽10g，桑寄生15g，山药12g，生姜、大枣引。每日1剂，7剂，水煎服。

服完药后患者来复诊，谓全身肌肉酸困有所减轻，膝关节疼痛明显好转，汗出减少，脉缓而有力，照前方稍事加减继服，又服12剂，痛止，诸证愈，以后随访，再未复发。

临床发微

据我多年临床观察，产后风湿病表现多种多样，有的产后风湿病以肌肉疼痛为主，关节则不痛，有的只酸不痛，有的表现为畏寒怕风并且头痛，眼眶痛、汗出、失眠、多梦等。有的表现为四肢关节疼痛为主，但化验类风湿因子、血沉则正常，服用各种抗风湿药无效。

在中医看来，其病因既有风寒湿外邪致病因素，又有气虚、血虚、脾虚、肾阳不足、血瘀等内在因素。在治疗时应遵循"勿拘于产后，亦勿忘于产后"的原则，既要益气养血以治本，又要兼顾祛风散寒、除湿化瘀，于补气养血之中，据感邪之偏盛不同，分别佐入祛风散寒、除湿化瘀通络之品，标本兼治。驱邪之时不宜选用辛温性燥药物，免伤阴血。若体虚病久，又多与补益肝肾药共用。

笔者的产后风湿病经验方是根据以上原则精心配伍，用于此病疗效较好。方中用桂枝、白芍、甘草、生姜、大枣（即桂枝汤）解肌祛风，调和营卫；白术、黄芪、防风（即玉屏风散）益气固表，扶助正气，驱邪外出；鸡血藤、当归补血活血通络；桑寄生、秦艽补肝肾，祛风湿；炮附子温经助阳，增强祛除寒邪之力。山药健脾益肾，助后天之本。全方配伍适当，故能取得良好疗效。

更年期综合征

更年期综合征以内分泌失调和神经系统紊乱为主要特征，属中医"绝经前后诸证"范畴。

更年期综合征常发病于 45～55 岁妇女，除月经失调外，还表现一系列证候群，如烘热汗出、潮热面红、头晕耳鸣、手足心热、烦躁易怒、心悸失眠、情志异常、记忆力减退、血压波动等。古人云："女子以血为本。"妇女年届绝经前后，大多已经历了经、孕、产、乳几个阶段，极易耗血伤精。《内经》曰："女子七七，任脉虚，太冲脉衰少，天癸竭，地道不通，故形坏而无子也。"妇人特点是"阴血不足，阳常有余"。根据更年期综合征临床表现的一系列症状，余以为，其并非脏虚或脏实，而是枢机不利，阴阳失调，气血失和，邪气外侵，或内生邪气，扰乱脏腑，导致脏腑功能失调。治则应选用"调和法"和解枢机，外调其阴阳，内和气血。

主症：潮热面红，汗出，头晕耳鸣，心烦易怒或闷闷不乐，头晕目眩，食少神疲，失眠，多梦。月经失调，两胁不舒或小腹胀痛等。

方药：柴胡加龙骨牡蛎汤加减。

柴胡 12g，黄芩 10g，黄柏 9g，当归 12g，牡丹皮 12g，龙骨 20g，牡蛎 20g，知母 12g，党参 12g，甘草 6g，合欢皮

15g，淫羊藿 15g，半夏 10g。水煎服，每日 1 剂。

一般服 5 剂即明显好转。

典型病例

赵某，女，49 岁，农民，2006 年 5 月初诊。

患者年届更年期，近几个月来月经周期紊乱，有时 2 个月不来，有时 1 个月来几次。特别是近 1 个月来，感到潮热出汗，阵发性发作，有时一阵阵面红发热，心烦易怒，见到任何人都烦，不由自主发脾气。夜间失眠，噩梦不断，心悸、胸闷不舒等。在本村卫生所用中西药物治疗，疗效不明显，来我门诊就诊。其症状如上所述，观其面部潮红，舌质红，舌苔厚腻，脉弦数。余诊后即处方柴胡加龙骨牡蛎汤加减，5 剂，水煎服。5 日后患者来诊，诉症状改善大半。效不更方，上方继服 5 剂，症状全部消失。

临床发微

更年期综合征是一组症状繁多、虚实寒热夹杂的证候群，治疗比较棘手。笔者以为用和解法治疗，选用仲景《伤寒论》中的柴胡加龙骨牡蛎汤加减治疗此病，能和解枢机，调整阴阳，调和气血，潜阳镇逆，收敛心气，安神定志，正如《医宗金鉴》所说的那样："是证也，为阴阳错杂之邪；是方也，亦攻补错杂之药也……斯为以错杂之药而治错杂之症也。"此方经加减后更能应对更年期综合征的复杂病症，故临床收效佳也。

乳腺增生

随着社会快速发展，妇女面对巨大的身心压力，乳腺增生发病日趋低龄化，并且发病率明显增高，每日来诊的患者越来越多。

乳腺增生属中医"乳癖"范畴。肝足厥阴之脉，夹胃，属肝，别贯膈，上注肺，绕乳头而行。其脉夹胃，可藉胃脉通于乳房。乳头为厥阴之气贯，是以属肝，性喜条达而恶抑郁。本病多由情志不畅，肝失条达而致肝郁气滞，血行不畅，瘀结成块。或肝气犯胃，损伤脾胃之气，脾失健运，痰浊内生，痰湿与血互结，乳络瘀滞。根据四诊所收集的症状，大都属于肝郁气滞型。其他证型较少见。

患者乳房内常见或左或右、或大或小结块。其情志多抑郁，两胁胀痛不适，经前乳房胀痛常加重，经后逐渐缓解，多因情绪波动而加重，有的月经周期紊乱。舌质淡，苔白或黄，脉象多弦或弦滑。

方药：疏肝散结汤（自拟方）。

柴胡 12g，赤芍 10g，郁金 10g，橘核 10g，青皮 9g，半夏 12g，当归 12g，玄参 15g，浙贝母 10g，牡蛎 15g，海藻 20g，陈皮 10g，夏枯草 15g，茯苓 15g。水煎服，每日 1 剂。

一般服 7 剂，乳房内结块明显缩小，两胁胀痛减轻。服 20 剂后，结块基本消散。

典型病例

张某，女，35 岁，农民，2006 年 3 月 12 日初诊。

乳腺增生半年余，左侧乳房内有两个结块，界限清楚，表面光滑，生气后症状明显加重，常嗳气，有时两胁胀痛，并有时向腋下放射，纳食较好，口苦，二便调，舌质红，苔薄黄，脉弦滑。辨证为肝郁气滞，痰瘀阻络。治以疏肝行气，化痰散瘀散结。方用自拟疏肝散结饮加路路通、香附，7 剂，水煎服。

服药后，上述症状明显减轻，口苦消失，无胸胁胀痛感，经前胀痛也消失大半。照上方继服 20 剂，各种症状消失，已2 年余无复发。

临床发微

乳腺增生病多见于青年及中年女性，经临床观察，大都是由于肝气郁结，失于疏泄，乳络阻滞，血行不畅而发病。其乳房结块可单块或散在数块，边界基本清楚，质地不硬，表面光滑，亦有呈结节状，与周围组织不粘连，推之可活动，结块可随喜怒而消长。经前肿块可增大、变硬，经净后可缩小、变软，舌苔变化不大，脉显弦象。

本病因情志而发病，亦易因情志因素而复发。故治疗本病要牢牢抓住情志这个主因而行疏理肝气之法，兼化痰散结，但也必须注意血行瘀滞的情况，加用活血化瘀药物，疏通乳络，方能照顾全面。

自拟疏肝散结饮即是按照上面原则组方的，方中柴胡、郁金、青皮疏肝行气通滞；赤芍、当归活血化瘀；橘核、浙贝母、玄参、夏枯草、牡蛎、海藻软坚散结、化痰消核；陈皮、半夏行气化痰。诸药配伍严谨，故收佳效。

黄褐斑

黄褐斑多发生在面部，呈对称性淡褐色或深褐色斑，为颜面局限性皮肤色素改变，一般认为与内分泌有关。中医文献中记载有"黑斑""肝斑""蝴蝶斑"等。

现代医学认为：黄褐斑的形成与雌激素和孕激素水平紊乱、精神因素、化妆品等有关。中医学认为黄褐斑的病因病机为肝郁气滞，气滞血瘀，瘀结不散，血络阻滞，颜面气血不和而发病，或湿热内蕴，或阴虚火旺，亦可发病，但以肝气郁结较为多见。

方药：自拟疏肝消斑汤。

柴胡 10g，茯苓 15g，丹参 12g，白蒺藜 10g，紫草 10g，

益母草 20g，当归 12g，薄荷 6g（后下），红花 9g，墨旱莲 12g，白术 12g，白芍 12g，甘草 6g。每日 1 剂，水煎服。

一般服 15 剂后逐渐显现疗效。

典型病例

陈某，女，31 岁，2010 年 8 月 15 日初诊。

面起色素斑半年余，有时伴月经不调。患者于一年前，因家庭不和导致情绪低落，此后，前额部及鼻两侧出现黄褐色斑块，呈蝴蝶状。虽经美容院光疗、外涂化妆品等法治疗，但症状有增无减，色素斑愈深，精神压力很大，善太息，有时胸胁胀满，烦躁易怒，神疲纳差。舌淡苔薄，脉弦无力。诊断为黄褐斑。中医辨证属肝郁脾虚，气血瘀滞。治以疏肝解郁、健脾益气、化瘀滞。方用自拟疏肝消斑汤。

方药：柴胡 10g，白芍 12g，茯苓 15g，当归 12g，甘草 6g，白蒺藜 10g，益母草 20g，薄荷 6g（后下），红花 9g，丹参 12g，紫草 10g，墨旱莲 12g，白术 12g，陈皮 9g。10 剂，每日 1 剂，水煎服。

水煎两次，混合，饭后分两次温服，并嘱调节情绪，配合治疗。

二诊时，其面部色素斑已淡化，精神面貌大为好转，自诉饮食尚可。守方继服 10 剂，用法如前。

三诊时，患者面部色素斑基本消退，前方又服 10 剂。1 个月后，面部恢复如初，至今未复发。

临床发微

随着人们生活节奏的加快，内心压力加重，以及一些家庭不和谐因素的存在，本病的发病率有逐渐增高的趋势。据临床观察，发病者基本为女性，年龄大多在 20 ～ 38 岁，均有婚育史。病程在 0.5 ～ 3 年不等。皮损表现为蝴蝶状，多在眼周、前额部、鼻下两侧、口周等部位。多有情志不畅、纳差、月经不调等症状。大部分有用化妆品史。

根据临床治疗病例的分析，本病大多数属于肝气郁结、情志不畅证型，也有其他证型，但病例较少。笔者拟定一首新方——疏肝消斑汤，用于临床疗效良好，已治愈十余例患者。方中用柴胡、白芍、白蒺藜疏肝理气解郁；红花、当归、益母草活血化瘀、消除瘀斑；白术、茯苓健脾渗湿、助脾运化；紫草、墨旱莲养阴凉血，以防肝郁化热；甘草调和诸药。诸药合用，具有疏肝解郁、理气化瘀之功。临床应用时贵在辨证准确，并嘱患者积极配合，注意调节自己的情志，以平衡人体内外环境，才能达到治愈疾病的目的。

运用仲景"瘀水同源"论治疗疑难病

仲景在《金匮要略》中有多个条文论及瘀血与水肿的关系与证治，特别是在《水气病脉证并治》篇中明确指出："经为血，血不利则为水，名曰血分。"《内经》中就已对血液、津液的生成和水液代谢的关系作了充分的论述。如《灵枢·营卫生会》云："中焦亦并胃中，出上焦之后，此所受气者，泌糟粕蒸津液，化其精微，上注于肺脉，乃化而为血。"在正常情况下，血与水是相对平衡，互相转化的，水"奉心化赤而为血，"血亦外渗而为水。在病理情况下，瘀血与水既是病理产物，也可为病因，甚或相因为病，"去菀陈莝"即是治水肿之活血利水法。仲景在继承了《内经》理论的基础上作了进一步发挥，提出了"血不利则为水"的至理名言，并创制多首"瘀水同治"的著名方剂。如其在《妇人杂病脉证并治》中说："妇人少腹满如敦状，小便微难而不渴，生后者，此为水与血俱结在血室也，大黄甘遂汤主之。"方中用大黄攻瘀，甘遂逐水，以攻逐水血之结。在《消渴小便不利淋病脉证并治》

篇中云："小便不利，蒲灰散主之，滑石白鱼散……并主之。"蒲灰散由蒲灰（即蒲黄）、滑石二味组成。滑石为利水药，蒲灰凉血化瘀消肿。滑石白鱼散由滑石、白鱼、乱发组成。白鱼消瘀行血，乱发止血消瘀。以上二方皆是利水与活血化瘀药同用，用于临床疗效很好。

后世医家在此基础上又得出了很多精辟的论断和治疗经验。唐容川在《血证论》中曰："瘀血化水，亦为水肿。""血病不离乎水，水病不离乎血。"在治疗方面："凡调血，必先治水。治水即以治血，治血即以治水。"何梦瑶亦云："气、血、水三者，病常相因，有先病气而后病血者，……有先病血而后病水者。"

从以上这些著名论断和治疗经验充分说明"瘀水同源"论已源远流长，而且是临床经验的结晶，是经得起实践重复的。

笔者近几年来运用"瘀水同源"理论治愈了许多疑难病。略举一二，以资佐证。

病例一：栓塞性深部静脉炎

李某，男，22岁，夏县南关村人，2004年3月15日诊。

患者左下肢肿胀疼痛月余，曾在地区医院诊为"栓塞性深部静脉炎"，在某人民医院住院治疗半个月余，扩管、溶栓、抗菌、消炎，超剂量用药，病情有所减轻，但过了几个月后又发作，且加重，也服了一些专家药方，疗效欠佳。经友人介绍来我中医门诊求治。

刻诊：左大腿极度肿胀，延及下肢至踝部红肿发亮，肿胀疼痛，坐立不安，睡卧不宁，行走十分艰难，拄着拐杖也寸步难行，几十米远也要靠大人背来。口干不欲饮，舌质红、稍暗，舌苔白腻，脉滑数有力。

余诊后沉思良久。辨证为瘀热阻滞，水湿不运。

方药：川牛膝30g，地龙12g，桃仁12g，忍冬藤30g，红花15g，泽兰15g，泽泻20g，水蛭12g，车前子15g，茯苓

15g，益母草 30g，枳壳 9g，丹参 15g，桑白皮 12g。7 剂，水煎服。

7 日后患者来诊，病情明显好转。前方稍事加减，继续服用。半个月后，患者丢掉拐杖，步行而至，欣喜非常。又服 1 周，病情基本治愈，至今未复发。

病例二：肝硬化腹水

陈某，男，54 岁，夏县水头人，2004 年 3 月 12 日诊。

曾有乙肝病史，患肝硬化腹水已 2 年，时轻时重，多次住院治疗，当时好转，过后又复发，去年冬天病情发作，曾在肝病专科医院诊治月余，病情没有好转，患者已失去治疗信心，经人介绍来我中医门诊求治。

刻诊：患者面色灰暗，纳呆乏力，腹部胀满如鼓，腹皮光亮，青筋暴露。

叩诊：腹部实音。B 超示：肝硬化腹水。稍食即腹胀加重。舌质暗，舌苔厚滑腻，脉沉弦。

余诊后拟治以活血化瘀，疏肝健脾，利水消胀。处方如下。

方药：白术 30g，茯苓 30g，当归 15g，泽泻 20g，木香 10g，泽兰 15g，大腹皮 30g，鸡内金 12g，柴胡 6g，丹参 15g，土鳖虫 12g，益母草 30g，陈皮 15g，虎杖 15g。7 剂，水煎服。

1 周后患者来诊，胀满大减，腹水明显减轻，稍能食，前方稍事加减，继服 1 个月，病情大为好转。2 个月后病情基本治愈，至今，病未复发，还能参加体力劳动。

总而言之，通过对仲景"瘀水同源"理论的理解和临床运用，笔者深刻体会到瘀血与水肿的密切关系。"血不利"是多种瘀血的状态表现，"血不利则为水"中的"水"则是指因"血不利"而导致的津液输布、代谢失常的病理状态。许多疑难杂病正是由于血液和水液代谢障碍所造成的。故仲景"瘀水同源"论为治疗疑难杂病开辟了一条有效的途径。

"大气一转，其气乃散"

仲景在《金匮要略·水气病脉证并治》篇中曰："阴阳相得，其气乃行；大气一转，其气乃散。"此乃胸中大气不足、水气不行而致病症的治疗原则。笔者运用这个法则治愈不少疑难重病，略举三例如下。

典型病例

病例一：肺心病转危为安

患者刘某，男，72岁，夏县井曹村人，2002年3月12日初诊。

患慢性支气管炎合并肺气肿多年。2001年以来并发肺心病，近来感受风寒，致肺心病发作，他医治之，疗效不佳，病情更为笃重。其子邀余诊治。

诊见口唇发绀，面目水肿，咳嗽气喘，心悸烦躁，不能平卧，纳呆乏力，已3日水谷未进，下肢肿及大腿以上。舌质暗，苔白腻，脉沉细无力。听诊，呼吸音快而无力，两肺野有湿啰音，心音低钝。举家惶惶不安，已备好后事。余诊后沉思片刻，认为此乃大气衰微，气虚血瘀，水气不行。当补胸中大气，活血化瘀以行水。

方药：黄芪60g，白术15g，茯苓20g，陈皮10g，炮附子6g，丹参15g，当归12g，杏仁10g，泽泻15g，桂枝9g，车前子10g，五味子10g，生姜6g。5剂，水煎服。

5日后，其家人又来邀余，欣喜非常曰："我父病情已大为好转。"我到病家见到患者，真是判若两人。患者咳嗽、气喘明显减轻，口唇发绀也减轻，面部水肿消失，下肢轻度水肿，食纳好转，并能自己坐起吃饭喝水，脉缓而有力。于是我在前方基础上调整处方，将黄芪加量至70g，附子加至9g。再服 5 剂，患者已能下床行走，调治半个月，一切情况好转，至今病情未发，还能参加轻体力劳动。

病例二：心肌梗死缓解

李某，男，62 岁，夏县沙岭村人，2003 年 4 月 12 日初诊。

其患心肌梗死已 3 年余，多次住院治疗，病情时好时坏，经常口服复方丹参片、硝酸异山梨酯（消心痛）、硝酸甘油等，以控制病情发作。2003 年 3 月的一天，病情又发，心电图提示：下壁心肌梗死，口服多种药物无效。请当地名老医生诊治，打针、输液、中药综合治疗，病情仍不好转，患者已无治疗信心，家人束手无策。其一亲属推荐我，问患者是否要再尽最后之力。其子邀我至其家出诊。时见患者卧床不起，面色灰暗，气息短促，胸前憋闷，并向左肩部放射，语音低微，下肢水肿至膝关节以上，已 4 天未进饮食，全身极度衰竭，舌质紫暗，苔厚腻，脉搏结代。余诊后茫无头绪，观患者一派气息微弱，运转无力之象，想起《金匮要略》中的话，认为不妨一试。遂拟治则：大补胸中大气，温阳活血利水。

方药：黄芪 60g，人参 10g，丹参 15g，桃仁 10g，泽兰 10g，茯苓 15g，当归 15g，泽泻 10g，炮附子 6g，薤白 10g，炙甘草 6g，陈皮 10g，桂枝 9g。5 剂，水煎服。

5 日后，其家人来到诊室，喜形于色，开口就说："你开的药真良药也，我父的病已愈大半。"果真如此么？余亦半信半疑。见到患者时，其已能坐起，面色鲜泽，饮食增加，心慌胸憋、气短均感减轻，说话稍有力，下肢水肿已基本消失，唯足部有轻度水肿，脉缓稍有力。

效不更方，再服 5 剂。半个月后，患者已可在院子里来回走动，心肌梗死基本缓解。

病例三：肺气肿得救

樊某，男，65 岁，夏县下焦人。

病家患慢性支气管炎合并肺气肿多年，经常用药。当年 3

月的一天，由于气候剧变，未能及时防护，致肺气肿发作。该次发作较前任何一次都更危重。由于其家庭经济十分困难，未能住院治疗，更医数人，均不见效，病情日渐加重，已卧床不起，求治于余。

诊见患者咳嗽气短，喘息不止，稍动则气喘加剧，颜面虚浮，眼睑水肿如卧蚕状；两下肢肿胀，光亮鲜泽，已肿至脐部；食少纳呆，身疲乏力，口唇发绀，舌质淡，苔白，脉虚无力。

余诊后沉思：此乃胸中大气不足，肺虚无力，宣肃功能失调，气虚不能化气行水。治之当补胸中大气，宣肺平喘，行气利水。

方药：黄芪60g，白术15g，党参15g，茯苓15g，陈皮10g，杏仁10g，山药15g，大腹皮10g，木香6g，车前子10g，附子6g，泽泻12g，紫菀9g，炙甘草6g。5剂，水煎服。

患者服至第3剂药时，自觉全身舒服；5剂服完，咳嗽喘息明显减轻，颜面水肿退去，下肢水肿已退至膝以下，食欲较前大有好转，脉搏缓而有力。药已见效，再服5剂。约半个月后，病家来告，病情已好转。

临床发微

大气者，宗气者。《灵枢·邪客》篇曰："故宗气积于胸中，出于喉咙以贯心脉而行呼吸焉。"观此经文，则宗气即为大气，大气不但为诸气之纲领，也可为周身血脉之纲领也。喻嘉言在《医门法律》中亦云："五脏六腑，大经小络，昼夜循环不息，必赖胸中大气斡旋其间。"近代名医张锡纯又曰："大气诚以其能撑持全身，为诸气之纲领……"观以上论述，不难看出大气在人体中的巨大作用。

笔者在治疗中大剂量运用的黄芪是运转大气的重要药物。黄芪性温，味微甘，能补气，兼能升气，善补胸中大气，用之得当，能力挽狂澜，其效如神。当然逆转大气还要配合助阳活血、行气利水等药。

"大气一转，其气乃散"，历代医家对此经文都是草草读过，并未深得仲景之原意。笔者近年来在临床实践中深刻体会到，它不但是治疗水气病的原则，而且是多种危重病的救治大法，特别对于心、肺两脏病变到了垂危阶段，西医治之无效，采用补大气之法，再配温阳活血、行气利水药，常能使患者转危为安。

"血不利则为水"

仲景在《金匮要略·水气病脉证并治》中指出"血不利则为水"，提示我们有些水肿病并不在水，而在血行不利，治当活血利水。

典型病例

病例一：活血利水治中风

瘀水互结脑窍是急性中风的重要病理变化，其进退直接影响本病的转归，采用活血利水法活血化瘀以通脉络，利水排浊以消水饮，则中风诸症常能随之好转。

如：赵某，女，65岁，农民，1998年7月23日初诊。

患者晨起突然倒地，右侧上下肢活动失灵，语言謇涩，口眼㖞斜。检查见其神志恍惚，时有烦躁，中枢性面瘫，右侧上下肢肌力均为0级，右侧巴宾斯基征阳性。舌质暗淡，苔黄腻，脉弦滑。脑CT示左侧颞额顶叶大片梗死，中医诊断为中风（中脏腑），证属风痰瘀水闭阻脑窍，治以活血利水、化痰通络。

方药：泽兰15g，泽泻15g，大黄6g，水蛭10g，三七

4g（冲服），白术 15g，丹参 15g，桃仁 10g，菖蒲 9g，益母草 20g，地龙 9g，茯苓 15g。水煎服，每日 1 剂。

同时每日用 10% 葡萄糖 400mL，加复方丹参液 20mL，静脉滴注。连用 3 日，神志清醒，右下肢肌力转为 Ⅱ 级。1 周后，右上下肢肌力转为 Ⅲ 级。半个月后患者语言较流利，肌力恢复至 Ⅳ 级，可下地步行活动。

病例二：活血利水治肾炎

中医认为"久病多瘀"。慢性肾炎中期，尤其是晚期，瘀血内阻，血水互结情况十有八九，因为水湿停留，经脉不畅，影响血行而致瘀血内阻。血水互结，病情更加缠绵。在这种情况下，更应活血祛瘀、通经利水，在辨证施治的基础上，加重活血利水药的用量及药味，确能提高疗效。

如：车某，女，46 岁，农民，1999 年 3 月 4 日初诊。

患者在 1 年前始感腰酸腰痛，于劳累后加重或复发，后因感冒，症状加重，眼睑水肿，全身乏力。尿常规化验，尿蛋白（＋＋＋），在某医院住院治疗，确诊为慢性肾炎。经中西医治疗，症状减轻，但尿蛋白仍维持在（＋＋～＋＋＋）。

刻诊：腰酸痛不适，面色虚浮，神倦乏力，舌质暗红，苔腻，脉弦数。

证属湿热入里，瘀热互结。治当清热利水，活血化瘀。

方药：石韦 15g，川牛膝 10g，赤芍 12g，益母草 20g，丹参 15g，车前子 10g，连翘 12g，泽泻 12g，山药 15g，生山楂 10g，乌梅 9g。水煎服，每日 1 剂。

2 个月后，患者症状减轻，查尿蛋白（＋）。守方服 4 个月后，尿蛋白持续阴性，随访半年，未见复发。

病例三：活血利水治特发性水肿

临床各项检查无异样发现，而体内水液潴留，泛溢肌肤，遂致目窠、四肢乃至全身水肿者，是为"特发性水肿"。此类水肿近年来于临床上多见，治疗这种水肿病不能守常法，概从肺、脾、肾三脏入手则疗效差矣。笔者近年来采用活血利水、调理气机为主的治则，治愈多例特发性水肿，收效甚佳。

如：杨某，女48岁，职工，2002年3月4日初诊。

患者于2个月前因家事不和，情绪郁结，胸闷不舒。1个月来，面部虚浮，晨起目窠上有微肿，劳动后足胫肿甚，经几家医院多项检查无异常发现，尿常规正常。多方治疗，疗效不佳，特来我院中医门诊求治。

刻诊：面部水肿，晨起尤重，下肢凹陷性水肿，头晕心悸，夜梦纷纭，口干、腹胀，食少乏力，时有嗳气，舌暗，苔白，脉沉弦。诊为特发性水肿。辨证为肝郁气滞，血瘀水肿。

方药：柴胡10g，白芍12g，白术12g，茯苓15g，赤芍12g，桃仁10g，益母草15g，香附10g，大腹皮12g，泽泻12g。每日1剂。

患者服4剂后，水肿明显减轻，下肢水肿亦有好转，精神振作，食欲渐佳。又服5剂，病情更为好转，前后共调治半个月，水肿全消，至今未发作。

儿童类风湿关节炎

笔者近十多年来对类风湿关节炎进行了深入的探讨，并研制出治疗类风湿病的效药"风湿效灵丸"，用于临床，疗效较好，治愈了儿童类风湿关节炎4例。试举两例，报告如下。

典型病例

病例一：蔡某，男，6岁，夏县白张村人，2002年2月13日初诊。

患儿父亲代诉：小孩在一年前的一天突发高热，全身不适，本村卫生所诊为上呼吸道感染，打针、输液疗效不佳，继续高热出汗，两下肢困乏无力，到某医院治疗。经化验、摄片等项检查，结果未见明显异常，以"发热原因待查"住院，诊为风湿热。经过半个月治疗，发热有所下降，但仍是反反复复，持续不退，全身不适。又到西安某医院经过多种检查，确诊为儿童类风湿关节炎。医生给他开了很多进口药和国产的高效药，经过半年治疗，发热已退，但两下肢膝关节肿胀疼痛，行走困难。病家又四处打听，寻找单方验方进行治疗，经过几个月，病情还是没有大的进展，经人介绍来到我中医门诊求治。

刻诊：患儿面色萎白，身体消瘦，倦怠乏力，两膝关节肿胀、疼痛，行走不便，舌淡，苔白，脉细数。血沉 60mm/h。

余诊后沉思良久，决定采用中医辨证治疗。但患儿口服中药困难，要求服中成药，于是给其处以 1 个疗程的风湿效灵丸。半个月后，患儿的家属来告：服药后，肿痛明显减轻，走路较前好转，继服前药。50 日后患儿来诊，关节不肿也不痛了，行走快捷。为巩固疗效，继服风湿效灵丸 1 个月，至今已 10 年，随访未复发。

病例二：李某，男，8 岁，学生，夏县苗村人，2002 年 4 月 15 日初诊。

患儿主诉：一年前的一天，突然发热，浑身发困，头晕无力，肌肉酸痛，口干出汗，乡村医生诊为：上呼吸道感染。打针、输液、口服西药，病情不减，到县城医院进行化验、摄片等各种检查未见明显阳性反应，但还是发热、乏力、盗汗。医院怀疑肺结核，经半年的治疗病情也未见好转，又到地区医院住院治疗月余，发热已基本消失。但出现两膝关节肿痛，行走有些困难。又到省人民医院诊查，专家定为儿童类风湿关节炎，带药回家治疗。药服完后，病情总是反反复复，未能治愈。患者的父亲听亲友说我这里能治疗此病，抱着试试看的态度来到我中医门诊求治。

刻诊：患儿精神尚好，食欲佳，时有出汗，两膝关节肿痛，活动时加重，行走不便，舌质红，苔腻，脉滑数。

患儿已服中药上百剂，再也不愿喝中药，故为其处以1个疗程风湿效灵丸。半个月后，其父亲来告，服药已有明显疗效。继续服用2个月后，肿痛已基本消失，行走快捷，又服1个月以巩固疗效。随访至今未发。

临床发微

儿童类风湿关节炎临床上较为少见，笔者近几年来治疗4例，用自己研制的"风湿效灵丸"均效果良好。

本病发病早期发热较明显，且时间很长，全身无力出汗，但关节肿胀、疼痛的症状出现较晚，故医生容易误诊、误治。有的误诊为结核病，有的误诊为风湿热，给患者带来身体和经济上的损失，故早期诊断极为重要。经临床实践证实，"风湿效灵丸"能保护关节的功能，促使滑膜炎症的吸收，改善微循环，提高机体的免疫功能。经过较长时间的服用，有的患者可以基本治愈，有的患者可改善症状。本处所述4例儿童类风湿关节炎，服药后均疗效良好，所以笔者认为本药对儿童类风湿关节具有一定的治疗作用。但所治病例还少，有待今后在临床上进一步观察。

坐骨神经痛

坐骨神经痛的主要症状是沿着坐骨神经通路的疼痛、拘挛、酸困等症状，常由臀部、髋部向下扩散到小腿外侧和足背，属中医"筋痹"范畴。此病顽固难愈，易反复发作，病者痛苦，医者棘手。近几年来，我用桂枝芍药知母汤加味治疗坐骨神经痛，疗效甚佳。

方药：桂枝芍药知母汤加味。

桂枝 12g，白芍 12g，知母 12g，白术 15g，防风 12g，麻黄 6g，附子 10g（先煎），甘草 6g，川牛膝 12g，鸡血藤 20g。

病久难愈者，另用全蝎 3g，蜈蚣 3 条，分 2 次冲服。

每日 1 剂，水煎服，连服半个月为 1 个疗程。

典型病例

冯某，男，农民 45 岁，泗交镇人，2001 年 3 月 2 日初诊。

患者左侧坐骨神经疼痛剧烈，从左侧臀部、髋部向下扩散到小腿中部及外侧，有时放射到足背，呈阵发性疼痛。白天较轻，入夜疼痛加重。有时难以入睡，肢体移动时更觉牵引疼痛，且有困重感，舌苔白滑，脉象弦紧。辨证为寒湿痹阻，经脉不通。治宜温阳散寒为主，兼祛风除湿之剂。

方药：桂枝芍药知母汤加味。

附子 12g（先煎半小时），桂枝 12g，知母 10g，麻黄 6g，白术 15g，防风 12g，川牛膝 12g，甘草 6g，鸡血藤 20g，生姜 15g，白芍 12g。水煎服。

连服 5 剂，疼痛大减，患者能下床活动，晚上可以睡觉。复诊后又服 5 剂，遂告治愈，至今未发。

临床发微

仲景桂枝芍药知母汤是治阳虚热郁之痹证（相当于现代医学的一部分风湿性关节炎及类风湿关节炎等病），历代医家也用之于风湿及类风湿病的治疗，而用于坐骨神经痛的治疗少见报道。我近几年来将该方用于治疗坐骨神经痛取得了很好疗效。

坐骨神经痛的病因病机较为复杂，有时寒热并存、虚实夹杂，治疗颇感艰难。朱丹溪云："杂合之病，须用杂合之药治之。"桂枝芍药知母汤是杂合之方，寒热并用，补泻兼施，一方多能，具有祛湿、祛风、清热、散寒、通络、活血、补虚等功效，正适合坐骨神经痛的复杂证候。方用附子、白术温阳散寒祛湿为主；桂枝、麻黄、防风、生姜疏散风寒、温经通络，助附子、白术温散之力；芍药、甘草缓急止痛，引药下行；鸡血藤补血舒筋，活血通络。诸药合用，共奏祛风散寒、除湿止痛、活血通络之功效。病久难愈者再加全蝎、蜈蚣，以加强通络止痛之力。久病顽疾，非虫类之品，不能收功也。

肌痛症

肌痛症在临床上较为少见，我临床至今也仅遇到两例。经辨证求因，审因论治，均获痊愈。

病例一： 患者，赵某，男，11 岁，学生，夏县祁家河人，1991 年 3 月诊。

患者由其父背入我科室要求诊治。其孩患病已 3 个月余，跑了几家大医院，化验、透视、心电图、超声波等检查皆做过，但无任何阳性体征。

主诉：全身肌肉疼痛难忍，夜间加剧，甚至通宵难眠，手不能触摸，衣不能近，近之则痛剧。

诊其脉洪有力，舌红少津，大便燥结。曾服甲灭酸、谷维素、维生素 B_1 等，只能取效一时。观其所服中药方，不过九味羌活汤、桂枝加芍药汤等，均不见效。我沉思良久，忽然想起《内经》曰："阳明主肉，其脉血气盛，邪客之则热……"

此患者脉洪有力，舌苔黄、少津，便结不通，触其肌肤则灼热，属阳明腑实证，治应清解脾胃实热，予行气活血之剂。处方如下。

葛根 25g，枳实 10g，白芍 15g，甘草 6g，大黄 6g，红花 3g，当归 15g，川牛膝 9g。3 剂，水煎服。

3 日后，患者自己步行而来诊，其父随其后，并不绝称赞说："我孩子的病好了三分之二，多谢先生的精心治疗。"复诊后，予前方去大黄，继服 3 剂，告愈。今已十多年，患者已成人，从未复发。

病例二： 患者，李某，男，25 岁，农民，夏县北山底人，1998 年 7 月 8 日诊。

患者主诉：全身肌肉灼痛，手不能摸，衣不能近。

触其肤，患者疼痛非常，拒绝检查。诊其脉洪数有力，望其舌质红，苔黄腻。已患病 1 个月有余，去过几家医院，做过多种检查，更医数十人，毫无寸效。余诊过后，用上方稍事变化。

方药：葛根 30g，白芍 15g，当归 15g，红花 4g，甘草 5g，枳实 12g，丹参 12g，大黄 6g。3 剂，水煎服。

3 日后患者病情大减，欣喜非常。复诊后，予前方继服 3 剂，后痊愈。

临床发微

以上两例肌痛症患者均身体壮实，脉洪有力，舌红苔黄少津，大便燥结，肌肤灼热，属阳明腑实证。《内经》曰："阳明主肉。""太阴阳明为表里。"统属脾胃经脉。胃病及脾，今脾病，不能为胃行其津液，脉道不利，气滞血阻，不痛则痛。故方中重用葛根解肌除痹。《神农本草经》有葛根"主诸痹"的记载。现代研究发现，葛根能解除血管痉挛，扩张血管，祛除瘀滞，调畅血行。枳实破气行滞，与大黄相伍，能荡涤阳明经实热。白芍、甘草相伍，缓急解痉止痛，古人对此二药合用有"止痛如神"之美喻。当归、红花、牛膝配伍，活血化瘀，疏通经脉。诸药配伍得当，切合病机，故疗效卓著。

137

多年眩晕

笔者运用清代名医薛雪薛生白的三甲散加味，治愈眩晕

13 年患者 1 例。

典型病例

赵某，女，46 岁，职工，1993 年 3 月 12 日初诊。

主诉：13 年前的一天，突然头晕、恶心，如坐车、船，旋转不定，不能行走，卧床不起，当时诊为梅尼埃病。曾多次住院治疗无效，请遍全县名老医生，服中药 1000 多剂，疗效不佳，直到现在。

刻诊：患者形体较胖，面色虚浮，侧卧于床，头偏一侧。稍微转动一下则眼前发黑，感觉周围一切也不停转动。恶心欲吐，经常口苦咽干，舌质红，苔厚腻，舌下静脉怒张而紫暗，病发严重时，眼眶发青，脉弦滑数。

观其所服之方，不过是平肝潜阳、清热化痰、滋阴降火剂。余诊后，沉思良久，想此病乃热、痰、瘀郁结于脑府，脉络不通，观前医所用之药，皆树皮、草根之类，如此类顽疾，当非虫类搜剔络道不效，故予三甲散加味治疗。

方药：醋土鳖虫 10g，鳖甲 12g，土炒山甲 9g（代），僵蚕 10g，柴胡 10g，桃仁 10g，白芷 9g，胆南星 10g，海藻 15g。每日 1 剂，水煎服。

服 20 剂后，病有好转，患者头部能在枕头上来回转动。服至 40 日后，病情明显好转，患者可以坐起，也不头晕。照前方稍事变动继服，至 4 个月后，患者可以下床，有人扶着可以走路。5 个月后，患者可以走四五百米远了，13 年的眩晕从此治愈。至今已 10 年之久，病未再发。

临床发微

此例眩晕病已 13 年之久，延医者不计其数，众说纷纭，均未取得理想疗效。前人有"无痰不作眩""久病多瘀"之论。此例即是痰热与瘀血胶结于脑府，脑络阻滞不通，清阳不升，浊阴不降，元神之府失聪。

薛氏三甲散中，土鳖虫、桃仁破血行瘀，鳖甲、僵蚕散结消痰，穿山甲（代）是透达经络的要药，柴胡则疏肝理气、宣畅气血。加白芷引药上行头面，加胆南星、海藻以加强清热化痰之功。经过配伍，更加切合病机。配方合理，故获卓效。薛氏方使用了昆虫类动物药，正如唐容川所云："动物之攻利，尤于植物，以其动物之性本能行，而又具有攻性，则较之植物本不能行，其攻更有力也。"薛氏方之所以破滞破瘀、化痰散结作用甚佳，也在于此。清代名医叶天士也说："久则邪正混处其间，草木不能见效，当以虫蚁疏通逐邪。"此病程延久，热、痰、瘀留于其中，胶结于细微曲折之处，于此等证候，单用草木无功，用虫类搜剔络道，则浊散凝开，经行络畅，13年之顽疾豁然痊愈矣！

方药运用体会

临证用方的"守"与"变"

"守方"与"变方"是临证时治病的重要治则，如果掌握不适度就不能取得好的疗效，还会延误病情，造成不必要的恶果。

中医治病很讲究"守方"，即在辨证准确时不轻易更换方药。"效不更方"必然有其一定道理，特别是对一些慢性病、疑难病，更是如此。

"守方"历来为中医名家所重视。如著名中医岳美中先生告诫我们，对于慢性病，要相信自己，注意"守方"，服药要坚持一定的时间。当然这种坚持一定要根据证候的变化而为。如果病情有了变化，治疗立法、用药当然也要随之而变。如果服药后症情变化不大，疗效尚未显露，而病机、病情、证候依然，则认为方药对证，那么坚持按病程治疗、坚持守方也就无可非议。绝不能心无主见，朝寒暮热，忽攻又补，为迎合患者治病心切的心理，昨方今改，到头来适得其反，治之无功，反失信誉。

那么哪些病应该注意"守方"呢？总的来讲就是慢性病、疑难病，比如慢性支气管炎、慢性胆囊炎、慢性胃炎、类风湿关节炎、慢性肾炎等，这些病一般十剂八剂药不可能治愈，有时可能需"守方"坚持服用二三十剂，时间一两个月，由量变达到质变，潜移默化，方能逐步取得疗效。

再谈"变方"，证候有变，辨证失当，则失去了守方的意义，如果这时守方，只能是错失良机，延误治疗时机，给患者带来不必要的损失。

治疗急性病，要迅速抓住现证特点，迎头痛击，因势利导，以解除患者的病痛。因为急性病多属六淫时疫所致，变化较快，尤其是风火阳邪，慓悍迅疾，治之宜准、宜重，根据变证，随时调整方药，以适应病情之变化。如一些温热病，病邪已到气分，还没变方用治卫分的方药，病已到血分还用治气分的方子，当然就是误治错治，遇此类情况，当如岳美中先生所说的那样"治急性病要有胆有识"，方为确当。

余曾治疗一例食积胃脘的患者。由于患者当时饥饿，一下吃了一大碗炒疙瘩，食后就去睡觉，结果到半夜出现胃脘胀满，脘中疼痛，按之痛甚，有坚硬感，时有恶心、欲吐，舌苔腻，脉弦滑。辨其证乃阳明胃中食积，予以克伐消导之剂治之，方用保和丸加味。

方药：半夏12g，茯苓12g，陈皮12g，枳实12g，槟榔12g，炒神曲15g，炒麦芽20g，莱菔子15g，焦山楂15g。

连服3剂，诸症见轻，排稀便。患者自觉胃中较前舒服很多，但仍不思饮食，全身乏力，口淡无味。遂变方予治，处以异功散加山药、扁豆等，益气健脾，恢复胃气。

再服药3剂后，患者知饥喜食，体力渐佳。嘱其不要过多饮食，以稀饭、米汤之类为主，经过几天调理，恢复正常。这便是所谓的"效即更方"了。

如果死守前方，可能会使胃气更受克伐，造成虚虚之误。

所以临证时如何"守方"与"变方"确实十分重要，总要仔细观其脉证，适时变化方药，才能取得良好疗效。

小柴胡汤临床运用体会

小柴胡汤见于《伤寒论》少阳病篇。原文曰："伤寒五六日，中风往来寒热，胸胁苦满，默默不欲饮食，心烦喜呕，或胸中烦而不呕，或渴或腹中痛，或胁下痞硬，或心下悸，小便不利，或不渴，身有微热或咳者。小柴胡汤主之。"

小柴胡汤：柴胡半斤，黄芩三两，半夏半斤，炙甘草三两，生姜三两，大枣 12 枚。

以上七味，以水一斗二升，煮取六升，去滓，再煎取三升，温服一升，日三服。

现代用法：加水 500mL，煎至 250mL，去渣，再加水 500mL，煎至 250mL，两次药液混合，分 2 次服用。

主治：本方为和解少阳之代表方。主治伤寒，邪在半表半里之少阳病，口苦、咽干、目眩，往来寒热，胸胁苦满，心烦喜呕，不欲饮食，苔白，脉弦，或热入血室，疟疾、黄疸等病见少阳证者。

方解：方用柴胡清解少阳之邪，并疏畅气机之郁滞；黄芩助柴胡清少阳邪热；人参、半夏、生姜、大枣补中扶正，和胃降逆，杜绝邪气入太阴而成虚寒之证；炙甘草既可扶正，又能调和诸药。全方共奏和解少阳、补中扶正、和胃降逆之功。

典型病例

病例一：顽固性头痛

杨某，女，48 岁，2006 年 4 月 25 日初诊。

头部胀痛不舒 2 年余，时轻时重，曾多方求治，疗效不佳。近 3 个月来，头痛加重，头部胀满疼痛，以两侧太阳穴较明显，月经期加重。舌淡，苔薄白，脉弦细。辨证属邪郁少阳，治以和解少阳、活血化瘀。

方药：柴胡 12g，黄芩 9g，白芷 12g，党参 15g，甘草 6g，半夏 12g，丹参 12g，蔓荆子 6g，川芎 6g，香附 9g。5 剂，水煎服。

5 日后复诊，头痛明显减轻，前方又服 5 剂，痊愈。

病例二：冠心病

王某，男，48 岁，干部。2006 年 4 月 12 日初诊。

患冠心病 3 年，经常服用扩血管、降脂、营养心肌药，病情时轻时重。近因家庭不和，心情不好，胸闷胸痛时有发作，痛甚时放射至左胁部，汗出短气，舌质暗红，苔白，脉弦细。心电图示：下壁呈缺血性改变。诊为胸痹，辨属痰瘀阻络之证，用小柴胡汤加减。

方药：柴胡 12g，党参 12g，半夏 12g，丹参 12g，红花 10g，桃仁 6g，黄芩 6g，炙甘草 6g，延胡索 15g，川芎 9g，生姜、大枣为引。4 剂，水煎服。

上药服完，疼痛大减。连服 15 剂，心电图恢复正常，一切症状消失。

临床发微

小柴胡汤是张仲景《伤寒论》中极为重要的方子。千余年以来，一直为历代医家所推崇，并广泛应用于临床。

小柴胡汤具有寒热并用、攻补兼施、疏利三焦、调达上下、宣通内外、和畅气机的作用。该方组成简练，配伍严谨，用于外感内伤杂病，解临床之难，收奇功之效。历代医家都给予极高评价。在《伤寒论翼》中，柯氏认为本方是"少阳枢机之剂，和解少阳之总方"。《伤寒约编》更阐明了小柴胡汤是"风邪不全在表，未全入里者，皆可用"。《医方新解》亦云："此方功能和解表里，扶正祛邪，且有明显的解热、抗炎作用，尚能促进消化，又有镇吐、镇咳、镇静、祛痰、保肝、利胆等多种效能。"

小柴胡汤原系《伤寒论》少阳病之主方，我在临床上扩大其用，用于内科、妇科、儿科、五官等各科疾病的治疗，只要辨证准确，合理加减运用，均获得心应手之效。多年来，在主方的基础上灵活加减，不但治愈了常见病，还治愈了不少疑难病。

我在临床上体会到，要发挥解热作用，柴胡的量要用到 24g 以上，大于人参、甘草用量一倍以上，否则疗效不显；若高热不退者，加入石膏、金银花、连翘等；如系胆道感染，加栀子、茵陈、连翘等；如有胆结石，可加入金钱草、鸡内金、郁金等；如治带状疱疹，可加大青叶、板蓝根、牡丹皮等。治疗类风湿，可加青风藤、秦艽、桑枝、防己等。

总而言之，小柴胡汤在临床上运用非常广泛，只要掌握了此方的配伍机制，再根据病情加入相适应的药物，就能在临床上取得意想不到之效。

半夏泻心汤临床运用体会

半夏泻心汤出自张仲景《伤寒杂病论》，用于小柴胡汤证误下伤中，邪气乘虚内陷，寒热错杂之邪犯中焦，致脾胃升降失常，气机痞塞，而出现"但满而不痛"的心下痞证。

半夏泻心汤：半夏半升，黄芩、干姜、人参各三两，炙甘草三两，黄连一两，大枣十二枚。

上七味，以水一斗，煮取六升，去滓，再煎取三升，温服一升，日三服。

功效：和胃降逆，开结除痞。

主治：邪在脾胃，寒热错杂而致胃气不和，心下痞满，呕恶、肠鸣、下利，舌苔薄黄而腻，脉弦数。

方解：方中半夏善散结消痞，和胃降逆；干姜温中散寒，消痞和阴；黄连、黄芩清降里热而和阳；人参、大枣健脾益气，补虚和中；炙甘草调和诸药。诸药相合，使寒热得除，气机得畅，病情自愈。

典型病例

刘某，男，45岁，农民。胃脘不适一年余，自觉胃脘部痞满不通，按之不痛，伴有嗳气、嘈杂。饮食尚可，食后胀满加重。多处求治，屡服中西药，疗效不佳。观其舌质红，苔厚腻，脉沉弦。胃镜检查示：慢性浅表性胃炎，辨为脾胃不和气机失调，治宜辛开苦降，调理气机，方用半夏泻心汤加味。

方药：半夏 12g，炙甘草 6g，黄芩 9g，黄连 4g，干姜 6g，党参 12g，陈皮 15g，厚朴 10g，炒麦芽 15g。每日 1 剂，水煎服。

5 剂服完，患者来诊，胃脘痞满减轻，嘈杂、嗳气消失。上方继服 5 剂后痞满消失，嘱其注意饮食调理。

临床发微

半夏泻心汤配伍严谨，组方合理，疗效卓著，虽历经 1700 余年，仍然广泛用于临床。笔者常用此方，可以说是十个胃病，八个用半夏泻心汤，因为它用起来每每得心应手，其效如神，不失为治疗胃脘痞满之效方。

临床上表现为心下痞满的患者确实不少，考其原因，主要是饮食不节，寒温不适，暴饮暴食，酒肉滋腻食品过量食用，损伤脾胃，导致中焦升降失调、寒热夹杂、胃气上逆等，以致气机痞塞而成此证。

治之必须辛开苦降，温清并用，攻补兼施。关键在于斡旋脾胃之气，使脾升胃降，上下无所阻留，痞满自然消失。

临床运用时还要注意辨证施治，灵活加减。如热象偏重，加蒲公英、连翘；有疼痛者，加延胡索、丹参；有吐酸嘈杂者，加海螵蛸、煅瓦楞子；纳差食少，加白术、山药。

综上所述，半夏泻心汤是治胃病的良方，经得起重复验证，应用长久而不衰。本方经过适当加减，治疗慢性浅表性胃炎、萎缩性胃炎、糜烂性胃炎、胃及十二指肠溃疡、胃下垂等，均有很好的疗效。

逍遥散临床运用体会

逍遥散出自《太平惠民和剂局方》，其渊源于汉代，成方于宋代，充实于明清，发展于现代，对于肝郁诸证甚有效验。

原方组成及服法：甘草（炙）半两，当归、茯苓、白术、白芍、柴胡各一两。

制散，每服6～9g，煨姜、薄荷少许，煎汤冲服，亦可水煎服。

笔者临床常用处方：当归12g，白芍12g，柴胡10g，白术12g，茯苓10g，炙甘草6g，煨姜3g，薄荷3g。每日1剂，水煎服。

功效：疏肝解郁，健脾养血。

主治：肝郁血虚，两胁疼痛，头痛目眩，口燥咽干，神疲食少，或见往来寒热或月经不调，乳房作胀，舌质红，脉弦而虚者。

方解：本方由四逆散衍化而成。用柴胡疏肝解郁，当归、白芍养血柔肝。三药配合，可使气机条达，养肝血、补肝阴。白术、茯苓补中调脾，煨姜温中散寒，薄荷助柴胡疏散条达，炙甘草调和诸药。全方共奏疏肝解郁、健脾养血之功。

笔者多年来运用逍遥散加减治疗多种病症，积累了很多经验。以下略举三例。

病例一：逍遥散加味治愈偏瘫病

武某，女，72岁，农民。2007年11月6日初诊。

主诉：在20多天前，突然感到头晕目眩，左侧上肢和下肢抬举无力，语言不利，口角流涎。到某医院就诊，经CT检查，确诊为脑梗死，立即住院治疗。经过扩管、溶栓等多种治疗20余天，疗效不佳。患者要求出院，来我门诊治疗。

笔者详细询问病情后得知，患者发病前由于家事不和，经常怄气等，心情郁闷不舒，而后发生此病。现在仍然左侧上下肢无力，由家人搀扶而来。经诊后，笔者以为本病乃是由肝气郁滞，气滞血瘀所致，处以逍遥散加味方治疗。

方药：柴胡12g，白芍12g，白术15g，茯苓15g，当归

148

15g，地龙 10g，僵蚕 10g，郁金 10g，丹参 15g，天麻 12g，川楝子 6g，甘草 6g。5 剂，水煎服。

5 日后来诊，病情明显有转机。效不更方，又予 5 剂，服后病愈大半，患者丢掉拐杖也能走路。前后共服 20 余剂，偏瘫治愈，现已一年余，仍然健康如初。

病例二：逍遥散加味治愈精神抑郁证

刘某，女，48 岁，农民，埝掌人。由于本人不愿讲话，家人代诉。

其家中婆媳关系不好，多次发生冲突，患者经常愤恨不平，不得发泄，一日突然出现如下症状：默默不欲说话，不愿见人，喜欢一个人独居一处，见人多就烦，别人看电视她都心烦，整天呆若木鸡，晚上失眠多梦，不思饮食，全身乏力，胸闷心慌心跳，天天没精打采等。

患者在某精神病医院被诊为抑郁症，用多种药物治疗半个月，疗效甚微。经人介绍来我中医门诊治疗。全面了解病情后，笔者处以逍遥散加味治疗。

方药：柴胡 12g，白芍 12g，白术 12g，茯苓 15g，当归 12g，远志 10g，合欢花 15g，酸枣仁 15g，甘草 6g，石菖蒲 10g，龙骨 18g，佛手 10g，首乌藤 15g。7 剂，水煎服。

7 日后复诊，患者病情已明显有转机，开始想说话，食欲好转，晚上也能睡四五个钟头，多梦也减少了。遂又照上方适当增减，7 剂继服。前后共服 20 余剂，病情基本控制，至今未复发。

病例三：逍遥散加味治愈面部黄褐斑

张某，女，36 岁，职工，南关人。2006 年 3 月 15 日初诊。

主诉：3 个月来，面部渐渐出现多块黄褐斑，并逐渐加深，本来漂亮的脸面出现此种问题，患者很是纳闷，不愿见人。其曾四处求治，并多次到美容院做皮肤护理，都不见效果，抱着试试看的心态来我院就诊。余诊后，即处逍遥散加味治疗。

方药：柴胡 10g，白芍 15g，白术 15g，当归 20g，茯苓 18g，墨旱莲 15g，紫草 15g，白蒺藜 12g，甘草 6g，楮实子 12g，益母草 20g，枸杞子 10g。10 剂，水煎服。

10 天后复诊，患者病情有好转，有几块黄褐斑开始变淡，范围缩小。患者信心十足，先后共服 30 剂，面部黄褐斑基本退净，恢复如初。

临床发微

逍遥散为后世医家十分推崇之方。名医王晋三说："有消其气郁，摇其血郁，而无伤乎正气之妙。"逍遥散广泛应用于内科、妇科、眼科、传染科等有关病症的治疗，并衍化出了许多有效良方，粗略统计，达百首之多。

我在临床上经常喜用逍遥散这首方剂，不断扩大其使用范围，可以说执此一方而治百病。不但可用于消化系统疾病的治疗，还可用于其他多个系统、多个病种的治疗。在临床上，只要辨证准确，适当加减，不但能治常见病，还能治疗各科疑难杂病，特别是对妇人病的治疗更有独到之处。因妇人多郁证，故有言曰："妇人之病主逍遥。"

逍遥散对内分泌系统疾病有良效，具体应用时可适当加减。甲状腺功能亢进症，加北沙参、浙贝母、牡蛎、夏枯草、天花粉；面部黄褐斑，加紫草、益母草、墨旱莲、女贞子；面部痤疮，加金银花、蒲公英、紫花地丁、紫草；神经衰弱、心烦失眠者，加首乌藤、远志、合欢皮、酸枣仁；气虚明显者，加太子参、黄芪；乳腺增生者，加青皮、橘核、王不留行、郁金等。

现代社会快速发展，人们普遍承受着沉重的紧迫感和压力，导致多种情志疾病发生，所以逍遥散的运用会更为广泛。

炙甘草汤临床运用经验

炙甘草汤出自张仲景的《伤寒论》，用于太阳病心阴心阳两虚之变证的治疗，具有滋润养血、益气复脉之功效。该方可治疗脉结代、心动悸，因其能复脉定惊，故又称复脉汤。

原文：伤寒，脉结代，心动悸，炙甘草汤主之。(《太阳病》下篇，第17条)

原方组成：甘草四两（炙），生姜三两（切），人参二两，生地黄一斤，桂枝三两，阿胶二两，麦门冬半升（去心），麻仁半升，大枣三十枚（擘）。

上九味，以清酒七升，水八升，先煮八味取三升，去滓，内胶烊消尽，温服一升，日三服。

功效：滋阴补血，通阳复脉，益心定惊。

主治：心阴、心阳、气血俱虚证，心悸，怔忡，自汗或盗汗，胸闷气短，面色不华，头晕，两颧暗红，或咳痰带血，舌淡或红，苔少，脉结代或细数。

方解：本方主治心阴、心阳两虚所致的"脉结代、心动悸"等症，以炙甘草为主药，养脾胃补中气，助气血生化之源；以人参、生地黄、阿胶、麦冬、麻仁滋阴补血，桂枝、生姜温通心阳，生姜、大枣调和脾胃，清酒通络利脉。阴柔、辛温并用，滋阴而不腻滞，通阳而不伤阴，此其配伍之妙也。

典型病例

秦某，54岁，2007年4月12日初诊。

患者因心悸、胸闷，短气汗出，动则加剧，到我院诊治。心电图示心房纤颤，住内科治疗，经用去乙酰毛花苷（西地兰）、地高辛、参麦注射液等治疗，病情稍有好转。患者转求中医治疗。

诊见其心动悸，短气，汗出，乏力，动则加重，纳呆少眠，舌质红，少苔，脉结代。血尿常规、肝肾功能正常。中医诊断为心悸（心房纤颤），心血心阳不足。治宜益气养血，宁心安神。用炙甘草汤加减。

方药：炙甘草 15g，红人参 9g，阿胶 10g（烊化），桂枝 10g，生地黄 15g，麦冬 12g，火麻仁 15g，当归 10g，酸枣仁 15g，丹参 12g，大枣 10 枚，生姜 6g。水煎服，每日 1 剂。

二诊：服上方 5 剂，症状减轻，舌质淡红，苔淡白，脉结。

三诊：再服上方 7 剂，症状基本控制，心电图大致正常。

临床发微

炙甘草汤是一首很重要的经方，临床使用率很高，是治疗心律失常的效方，但是它具有明确的适应证，只有辨证精确，对证用方，才能取得很好疗效。

炙甘草汤方中，五味是滋阴养血药（生地黄、麦冬、麻仁、阿胶、大枣），五味是通阳益气药（桂枝、生姜、人参、炙甘草与清酒）。这是具有辩证法思想的组合。阴药与阳药、补气药与养血药相配伍，滋补阴血为主，通阳益气为辅，主要用于心阴心阳、气血不足而引起的心动悸、脉结代等心律失常的病症。

笔者临床实践中体会，炙甘草汤用于病毒性心肌炎后遗心律失常，疗效最佳；对于风湿性心脏病引起的心律失常有一定疗效，对冠心病与高血压性心脏病引起的心律失常疗效欠佳。对于因瘀血阻滞、痰湿互结引起的心脏病不宜使用本方，误用后可能还会加重病情。所以应用时必须慎重，绝不能一见心动悸、脉结代就使用炙甘草汤。另外在临床运用时可随证加减，如心动过速者加苦参，心悸失眠者可把方中的火麻仁换成酸枣仁，心阳虚甚者可加附子等。

总之，要谨守病机，辨证施治，掌握好适应证，才能发挥炙甘草汤的临床疗效。

止嗽散运用体会

止嗽散是清代医家程钟龄所著《医学心悟》所载治疗咳嗽的方剂，它组方合理，选药精当，是一首治疗风寒咳嗽的效方。

止嗽散组成及服法：桔梗（炒）、荆芥、紫菀（蒸）、百部（蒸）、白前（蒸）各二斤，甘草（炒）十二两，陈皮（去白）一斤。共为末，每服三钱，开水调下，食后、临卧服。初感风寒，生姜汤调下。

功效：宣肺止咳。

主治：外感咳嗽，咯痰不爽，喉痒痰多，遇寒加重，舌淡，苔白滑，脉浮缓。

本人在临床上的用量用法：桔梗10g，荆芥10g，炙紫菀12g，百部12g，白前10g，甘草6g，陈皮6g。每日1剂，水煎，分2次温服。

若外邪偏盛或见头痛、鼻塞、流清涕等，加白芷、苍耳子、防风；若痰多难咯，伴胸闷不适、舌苔腻者，加茯苓、半夏、杏仁、厚朴；若见喉痛、口干、痰黄、脉数等，加前胡、贝母、桑白皮；咽部痒甚者，加僵蚕、蝉蜕等。

典型病例

刘某，男，56岁，干部，尉郭人，2009年4月13日初诊。

主诉：咳嗽已2周，咳嗽阵阵发作，喉中发痒，一痒就咳嗽，遇冷咳嗽加重，痰多易咯，有时感到胸闷不舒。开始时在家中服用复方甘草片、乙酰螺旋霉素片等，不见好转。在乡卫生院住院治疗，打针、输液，用多种抗生素十余日，仍然未见好转，遂来我院门诊，要求中医治疗。余经过详细诊断后，辨为风寒犯肺，肺失宣降。处方以止嗽散方加味。

方药：桔梗 10g，炙紫菀 12g，百部 12g，杏仁 10g，白前 10g，荆芥 10g，甘草 5g，陈皮 6g，紫苏 6g，防风 6g。3 剂，水煎服。

3 日后患者前来复诊。咳嗽明显减轻，咯痰也减少，其他症状均好转。效不更方，在前方基础上稍事加味，又服 3 日。此后患者病情好转，咳嗽痊愈。

临床发微

止嗽散确不失为治疗风寒咳嗽之效方，可见程钟龄对外感咳嗽的病因、病理、治法等有其独到见解，至今对临床仍有指导意义。程氏指出："盖肺体属金，畏火者也，过热则咳，金性刚燥，恶冷者也，过寒亦咳，且肺为娇脏，攻击之剂既不任受，而外主皮毛，最宜受邪。不行表散，则邪气留连而不解。"说明外感咳嗽病位在肺。肺为娇脏，最易受外邪侵袭。病在初，必须发散，若过早用苦寒和酸涩药，会使邪气滞留肺脏而病情迁延不愈。

止嗽散具有疏风解表、润肺止咳、行气化痰之功效，也正如程氏所说："本方温润和平，不寒不热，既无攻击过当之虞，大有启门逐贼之势，是以客邪易散，肺气安宁，宜其投之有效欤！"

笔者在临证中观察到不少外感患者，由于初起病情轻而没有及时就诊治疗，或者病情虽重，但在发热时，医者仅使用退热剂和抗生素类药物，发热、头痛等症状解除了，但咳嗽喉痒、咯痰不爽等日益加重，使病情迁延。此时用止嗽散驱除外邪、止咳化痰，常能收效。

分析本方配伍规律，确有法度：方中紫菀、百部为君，二药均入肺经，味苦，性温而不热，润而不寒，功在止咳化痰，治咳嗽不分久新；臣以桔梗、白前，一宣一降，复肺气之宣降，以增强君药止咳化痰之力；陈皮理气化痰；荆芥辛而微温，疏散风邪，驱邪外出，宣发肺气，有启门逐寇之功；甘草调和诸药，合桔梗又有利咽止咳之效，用为佐使药。诸药配合，确有宣肺止咳、疏风散邪之功，对急慢性支气管炎有很好的疗效。

三仁汤临床应用体会

三仁汤出自《温病条辨》上焦篇第四十三条："头痛恶寒，身重疼痛，舌白不渴，脉弦细而濡，面色淡黄，胸闷不饥，午后身热，状若阴虚，病难速已，名曰湿温……长夏、深秋、冬日同法，三仁汤主之。"清代医家吴鞠通创立本方，是治疗湿温病的常用方剂。

组成：杏仁 15g，滑石 6g，通草 6g，白豆蔻 6g，竹叶 6g，厚朴 6g，薏苡仁 18g，半夏 15g。

方解：方中杏仁苦温，以宣通上焦肺气，通畅气机，使气化则湿化；白豆蔻芳香，以开发中焦湿滞，燥湿和胃，行气宽中；薏苡仁色白入肺，味甘入脾，淡以渗湿，疏利下焦，使湿有出路。三药为主，故名"三仁"。辅以滑石，甘淡性寒，利湿而清热；通草、竹叶甘寒淡渗，以助清热利湿热之力；半夏、厚朴辛苦、性温，行气化湿，散结除痞。请药合用，以达宣上、畅中、渗下之效，共奏清热利湿、宣畅气机之功。

典型病例

病例一：肥胖

李某，女,41岁，农民，夏县庙前人,2015 年 3 月 15 日诊。

患者形盛体胖，身体重着，肢体困倦，胸膈痞满，口干不欲饮，上坡则气短，神疲嗜卧，舌质红，苔腻，脉滑。诊断为肥胖病，属脾胃运化失调，水湿、痰浊停滞，气化运行不畅。

处以三仁汤加味。

方药：杏仁 15g，薏苡仁 20g，竹叶 10g，白豆蔻 6g，半夏 15g，茯苓 15g，滑石 12g，厚朴 10g，大腹皮 15g，通草 6g。7 剂，每日 1 剂，水煎服。

7 剂服完，患者体重减了 3.5kg（患者自己称的体重），肥胖体形明显好转，已无气短、嗜卧之表现。患者喜形于色，原方再服 7 剂，又减了 3.5kg，患者信心倍增。先后共服 25 剂，恢复到原来的平和体质。

病例二：腹胀

贾某，男，56 岁，干部，夏县禹王人，2014 年 6 月 12 日诊。

患者腹胀 3 年，刻诊见持续性腹胀、腹痛，伴矢气频，口中黏腻不舒。无腹泻、肠鸣。双侧胁肋无胀满。纳食尚可。大便黏滞，舌淡，苔白腻，脉沉滑。诊断为腹胀，证属中医湿阻气滞型。治以祛湿行气导滞。

方药：杏仁 12g，白豆蔻 6g，薏苡仁 20g，通草 6g，厚朴 12g，陈皮 12g，槟榔 9g，竹叶 6g，半夏 10g，茯苓 12g。水煎，每日 1 剂。

服 7 剂后，患者来诊，诉其腹部胀满症状大减，无腹痛。效不更方，再予 7 剂继服，病情明显好转。几年痛苦，半个月基本治愈，患者信心十足，再服 5 剂善后。

临床发微

三仁汤以祛湿为主，兼顾清热，不仅用于治疗外感湿温病，更可广泛用于内伤杂病。对于三焦湿热内阻证，用之能分消走泄，祛湿清热。本方可用于临床各科病症，如腹胀、湿疹、泄泻、头晕、嗜睡等。笔者近几年来用三仁汤治疗肥胖病取得了很好的疗效。

现代生活水平大大提高，人们过食肥甘厚味、辛辣之品及生冷之食，情绪紧张，运动量少，多湿热内阻，脏腑功能失调，诸病丛生。近些年来，肥胖的情况明显增多，影响生活质量，降低劳动力，而且常常并发或加重高血压病、高脂血症、糖尿病、胆石症等。

从中医角度而言，脾虚是肥胖的主要原因。脾虚不能运化，湿浊痰饮瘀阻于体内，则逐渐发为肥胖病，所以研究和治疗肥胖病具有十分重要的意义。

三仁汤能宣上、畅中、渗下，使湿邪从三焦得以分消，全身气机得以宣通。其组方轻灵，选药精当，疏通气机，畅利三焦，并且可开提肺气以祛除湿邪。肥胖病病因病机是湿、痰、水瘀阻于内，阻碍气机，用三仁汤正为合适。正如吴鞠通所说："唯以三仁汤轻开上焦肺气，盖肺主一身之气，气化，湿亦化也。"

温胆汤临床运用体会

温胆汤出自《三因极一病证方论》。

原方：半夏（汤洗七次）、竹茹、枳实（麸炒，去瓤）各二两，陈皮三两，甘草一两（炙），茯苓一两半。

上锉为散，每服四大钱，水一盏半，加生姜五片，大枣一枚，煎七分，去渣，食前服。主治大病后虚烦不得眠。

笔者在临床上常用量：半夏12g，茯苓15g，枳实10g，竹茹9g，陈皮10g，甘草6g，生姜3片，大枣3枚。水煎服。

功用：理气化痰，和胃利胆。

主治：胆郁痰扰症。胆怯易惊，头晕心悸，心烦不眠，夜多异梦或呕恶呃逆，眩晕，癫痫，苔白腻，脉弦滑。

方解：温胆汤为燥湿化痰之剂。方中以二陈（半夏、陈皮）治一切痰浊，竹茹清热和胃，枳实行气降浊，茯苓淡渗利湿，甘草和中缓急。六味相济相须，温凉配伍得当，使痰浊得化，胆气自清。临床上广泛应用于痰热或痰湿所致病证。笔者在临床上常用温胆汤治疗消化系统、神经系统、精神科、眼科及皮肤科病症，治疗范围特别广泛。

典型病例

病例一：耳鸣

尉某，男，52岁，农民，夏县泗交人，2014年5月6日就诊。

患者耳鸣一年余，曾服用耳聋左慈丸、龙胆泻肝丸、六味地黄丸及一些西药，没有疗效。耳鸣日增，时如潮声，时如蝉鸣，重听欠聪，头顶如物压之，心烦失眠，胸脘痞闷，口苦，舌质红，苔黄厚腻，脉弦滑数。此属痰火上逆，阻塞耳窍。治宜和胃化痰，降逆安神。方选温胆汤加味治之。

方药：竹茹10g，茯苓15g，半夏12g，龙骨15g，珍珠母30g，陈皮10g，枳实10g，甘草6g，郁金9g，生姜、大枣为引。水煎服，5剂。

服完5剂，患者耳鸣渐减，日发3～5次，每次5～10分钟，夜能安眠，头重减轻，舌质红，苔稍厚腻，脉滑有力。予原方加白芍、当归，继服10剂，痊愈，至今未复发。

病例二：胆汁反流性胃炎

张某，女，35岁，职工，2015年8月6日初诊。

症见胃脘胀痛，嗳气，口苦，纳差，伴失眠、头晕乏力、胸闷气促1年余，经胃镜检查，诊为胆汁反流性胃炎，服用多种西药疗效欠佳。患者舌苔白腻，脉弦滑。辨证为痰湿交阻，脾胃不和，胃逆胆火。治以清胆和胃，健脾和胃，化痰利湿。方用温胆汤加减。

方药：茯苓15g，制半夏10g，陈皮10g，枳实10g，竹茹9g，白豆蔻6g，甘草5g，炒麦芽15g，水煎服，每日1剂。

服药5剂，诸证均见减轻，还有些腹胀。加厚朴10g，再服 10 剂，诸症基本消失。半年后行胃镜复查，胃炎已愈。

临床发微

温胆汤是个组成只有五六味药的不起眼的小方子，但已流传几百年了，在医生的眼里是首了不起的好方子。只要用得准确，真是效如桴鼓。

温胆汤的功用是理气化痰、和胃利胆。在使用时可随证加减，以增强它的功用，扩大治疗范围。如心热心烦重者，加黄连；痰热扰心失眠者，加琥珀、龙骨；阵发性心悸者，加珍珠母、牡蛎；呕吐、呃逆、胃气上逆者，加苏叶、枇杷叶；眩晕重者，加天麻、泽泻等。

温胆汤也是治疗无形之痰的理想方子，如痰核、淋巴结核、狂证、皮下脂肪瘤等，都属痰浊郁阻于经络，均可在本方的基础上加理气化痰、软坚散结之品，使其逐渐清散消失。

益气聪明汤临床新用

益气聪明汤是李东垣所创制的名方，由黄芪、党参、葛根、升麻、白芍、甘草、黄柏等所组成，其功效是补中气、升清阳、聪耳明目。

典型病例

病例一：益气聪明汤加味治疗低血压

万某，女，38 岁，农民，祁家河人，2006 年 4 月 2 日初诊。

主诉：平素就有低血压病史。近半个月来，由于家事繁多，过度劳累，时常感到头晕，曾两次眩晕，差点晕倒在地。自购补中益气丸、生脉饮口服液，服药后稍有好转，还是反复眩晕发作。于是到我门诊治疗。

刻诊：患者身体消瘦，面色不华，食欲尚可，时有眩晕，舌质淡，舌苔薄腻，脉沉细，特别两手寸部脉沉细无力。查血压 80/50mmHg，诊为低血压。

处益气聪明汤加味治疗。

方药：党参 20g，黄芪 30g，蔓荆子 12g，升麻 5g，葛根 12g，麦冬 12g，当归 10g，白芍 6g，黄柏 6g，五味子 12g，甘草 6g。7 剂，每日 1 剂，水煎服。

7 日后复诊，患者自觉症状明显好转。测血压 90/60mmHg，继以上方共服 14 剂。再诊，血压 110/65mmHg，患者自觉良好，无任何异常变化。

病例二：益气聪明汤加味治愈溃疡性结肠炎

关某，男，42 岁，农民，泗交人，2006 年 8 月 12 日初诊。

主诉：腹痛腹泻、肛门坠胀反复发作年余，加重月余。

症见：面色萎黄，形体消瘦，大便每日 4～6 次不等，便时夹有少量脓液，肛门下坠，腹胀而痛，左下腹轻度压痛，舌红苔腻，脉细弦数。

直肠镜检查示肠黏膜充血水肿，部分浅表溃疡。诊为溃疡性结肠炎，证属脾虚湿盛、清阳不升。治宜益气健脾。处以升阳除湿方与益气聪明汤加味。

方药：党参 15g，黄芪 15g，蔓荆子 10g，白芍 10g，升麻 5g，葛根 10g，白术 10g，茯苓 12g，黄连 5g，黄柏 6g，赤石脂 12g，甘草 6g。7 剂，每日 1 剂，水煎服。

7 日后复诊，腹痛、脓液基本消失，肛门下坠感也明显减轻。守原方，减蔓荆子，加山药，再服 10 剂，其他异常症状均消失。1 个月后行肠镜检查，一切正常。

病例三：益气聪明汤加味治疗神经衰弱

高某，男，45 岁，教师，城关人，2007 年 4 月 15 日初诊。

主诉：近段时间由于学校进行期中考试，每日加班加点，负担过重，自觉力不从心，头晕、乏力、失眠、多梦。

症见：面色萎黄，纳差食少，头晕心悸，失眠、健忘、头上如压重物，头脑中昏蒙不清，舌质淡，苔薄腻，脉沉细无力，两寸部尤其明显。

证属脾胃气虚，清阳不升。处以益气聪明汤加味。

方药：黄芪20g，党参15g，蔓荆子12g，白芍10g，甘草6g，升麻5g，远志10g，葛根10g，五味子15g，龙眼肉15g，陈皮9g，当归10g，龙骨15g。5剂，每日1剂，水煎服。

服完药后病情有所好转，食欲增加，精力大增，诸证减轻大半。照上方再服5剂，病情基本治愈。

临床发微

益气聪明汤是在补中益气汤基础上变化而来的方子，具有补中气、升清阳之功效。

治崩漏效方安冲汤

安冲汤是近代名医张锡纯所创制的方子，笔者多年来运用此方治疗崩漏，疗效甚佳。

所治58例患者均符合《中医妇科学》关于崩漏的诊断标准，均在门诊治疗观察，25～33岁4例，34～40岁9例，41～54岁45例。

安冲汤：生地18g，白术18g，黄芪30g，川续断12g，白芍18g，海螵蛸12g，龙骨18g，牡蛎18g，茜草9g。

出血量多者，加仙鹤草30g，地榆10g，党参15g。腰酸困者，加山药20g，杜仲10g。舌质红，手足心热，加牡丹皮9g，墨旱莲15g。每日1剂，水煎服。10日为1个疗程。

本组病例经1个疗程治疗后，治愈（出血停止，精神状况好转）46例；有效（出血基本停止，时有少量者）8例。无效（出血不减轻）4例。总有效率达93%。

典型病例

李某，女，46岁，农民，夏县大庙人，2001年3月12日初诊。

主诉：阴道出血已半个月，开始时未在意，自己购买止血敏片，口服无效。又到当地卫生所诊治，诊为崩漏（功能性子宫出血）。经用中药4剂，疗效不佳，后来我院中医门诊求诊。

刻诊：面色萎白，纳呆乏力，头晕、心悸、下部出血已近20日，反复不止，血色淡红，舌淡，苔白，脉虚无力。

诊为崩漏。治以补肾固冲，健脾益气，固涩止血。方用安冲汤加味。

方药：生地黄18g，黄芪30g，川续断12g，白术18g，白芍15g，海螵蛸12g，茜草10g，仙鹤草30g，山药20g，龙骨15g，牡蛎15g。5剂，每日1剂，水煎服。

5剂服完，出血停止，精神状况明显好转。效不更方，照前方再服5剂，病愈。追访至今，未见复发。

临床发微

安冲汤出自张锡纯所著《医学衷中参西录》。原方由白术、黄芪、生地黄、白芍、龙骨、牡蛎、茜草、川续断、海螵蛸等九味药组成，主治妇女崩漏。本方对突然崩漏不止，或崩漏日久不愈，兼见面色萎白或萎黄，头晕、心悸，血色鲜红或淡红，脉虚大或微细者，用之有确切的疗效。如出血量多时，可加仙鹤草、地榆、党参；腰酸困者，加杜仲、山药；口干、手足心发热者，加牡丹皮、墨旱莲。

崩漏之成因较为复杂，但其主要病因为脾肾亏虚，冲任不固，难以摄血，正如《诸病源候论》所言："劳伤过度，冲任气虚，不能约制经血。"经血非时过量，缠绵而下，遂成崩漏之疾。

因此，固摄冲任，使冲任安宁，是治疗崩漏的关键。究其固摄冲任之法，不外补肾、益气、健脾三法。加味安冲汤中山药、川续断固肾，黄芪、白术益气健脾，龙骨、牡蛎固涩止血，生地黄、白芍养血敛阴，海螵蛸、茜草大能固涩下焦。此方标本兼顾，安全平妥，诚为治疗崩漏之良方。

治热痢良方——燮理汤

近代名医张锡纯，立法遣药讲求疗效，匠心独运，启迪后学，创制了很多有效方剂，下面再为大家介绍一首治热痢的良方。

燮理汤：生山药 24g，白芍 18g，金银花 15g，牛蒡子（炒，捣）6g，甘草 6g，黄连 1.5g，肉桂 1.5g。

用法：①热痢下重数日者可煎服此汤。另加鸦胆子 40～80 粒（去壳取仁），以温开水分两次囫囵吞服。通常服 1～2 剂，大便即由赤转白，腹痛、里急后重也可大大减轻或消失。②如属热痢下重已久，或迁延失治，造成肠黏膜严重损害，则宜加田三七粉 9g，以温开水分两次吞服，多能止住脓血。

典型病例

病例一：段某，男，72 岁，农民，大庙村人。

患重症热痢数日，腹痛，里急后重，大便呈脓血便。曾自购诺氟沙星（氟哌酸）胶囊、庆大霉素片，口服 3 日，不效。后在乡卫生院住院治疗 7 日，输液、打针仍无效。每日便脓血七八次，纳差乏力，极度衰弱，医生手无良策。一亲属邀余诊治，遂照燮理汤原方 3 剂，果然 1 剂减轻，2 剂好去大半，3 剂完全治愈，真良方也。

病例二：崔某，男，23 岁，农民，上焦村人。

患重症热痢十余日，开始在本村卫生所治疗打针，口服抗生素无效，症状继续加重，腹痛，里急后重，便脓血。有时大便中夹杂有脂膜，色紫腥臭，纳呆乏力，家人急转乡卫生院治疗，打针、输液，联合应用抗生素仍无效。经友人介绍到我处诊治，症状仍如上所述。笔者当即处以燮理汤 3 剂，加三七粉 8g（分 2 次冲服），果然取得良效。一剂减轻，二剂基本治愈，三剂痊愈，为巩固疗效，又服 2 剂，未再发病。

临床发微

燮理汤出自张锡纯的《医学衷中参西录》一书，为治热痢、久痢、噤口痢的良方。方中黄连、肉桂寒热并用，以治热痢寒火凝结；金银花、牛蒡子、鸦胆子清热解毒；白芍泻肝和血；甘草调中缓急；尤重用山药，大滋脏腑之真阴。

治口疮神效方——口炎散

口炎散：乌梅炭、枯矾、儿茶各 10g，硼砂 1.5g。诸药混合，研成细粉，最后加冰片末 1.5g 即成，装瓶备用。

用法：口腔溃疡面清洗干净后，把药粉均匀撒在疮面上。

注意事项：此药粉有轻微刺激性，用后有短暂疼痛。

此药对小儿溃疡性口炎（鹅口疮）、坏疽性口炎、口角糜烂等疗效甚佳。对成人的口腔溃疡也有很好疗效。

蒲公英十大功效

蒲公英是多年生草本植物，药源广泛，全国各地均有野生，其味苦甘，性寒，归肝、胃经，主要功能是清热解毒、消肿散结、利尿通淋。我在临证时喜用此药，总结起来大致有以下十大功效。

1. 清热解毒、消肿散结，最善治乳痈

正如《新修本草》所说："主妇人乳痈肿，水煮汁饮之，及封之，立消。"临证遇到乳腺炎时，可用本品配瓜蒌20g，白芷10g，连翘15g，赤芍10g，皂角刺6g，夏枯草15g，甘草6g，水煎服，3日即可明显好转，6日基本治愈。

2. 清热解毒消炎，善治各种胃炎

蒲公英可用于各种急慢性胃部疾患，包括肥厚性胃炎、糜烂性胃炎、消化性溃疡等。临床治疗胃炎，有明显热象时，可在方中加蒲公英，疗效常获明显提高，并且不损伤胃气，祛邪而不伤正。近年来，余用之杀灭幽门螺杆菌、治疗疣状胃炎，疗效良好。

3. 清热利胆，治疗胆囊炎效佳

在治疗慢性胆囊炎时，常配鸡内金、金钱草、柴胡、茯苓、丹参，服用5剂后症状可得明显缓解，再服几剂，基本治愈。

4. 治肺经瘀热，对肺热肺痈有显效

王士雄云："蒲公英甘平清肺、利肺化痰、散结消痈。临证见肺热壅盛所致肺失清肃而咳喘，咳痰黄稠，发热咽痛，口渴脉数者，可在清肺热方中加蒲公英20～30g，咳喘可较快平息。因瘀热壅肺形成肺脓肿时，可以千金苇茎汤加蒲公英30～50g，用之可明显缩短病程。

5. 利尿通淋

蒲公英，古代医家称为"通淋之妙品"，用于治疗泌尿系感染效果良好。临证时可用蒲公英30g，配萆薢15g，黄柏9g，

土茯苓 30g，王不留行 10g，竹叶 6g，白花蛇舌草 20g，甘草梢 9g，用于治疗急慢性膀胱炎、尿道炎、前列腺炎，一般 3 剂症状即有改善，6 剂左右即可治愈。

6. 清热解毒，消肿散结

以蒲公英配牡丹皮 12g，桃仁 12g，败酱草 20g，紫花地丁 15g，薏苡仁 20g，冬瓜子 15g，治疗急慢性阑尾炎疗效相当不错，若用之及时，能免除手术之苦。但需密切关注临床指征，如疼痛持续过久或极为剧烈，或出现急腹症征兆等危急症状，应及时送医院诊治，不可耽误。

7. 清肝降火

蒲公英入肝经，其清肝降火作用较强。临证时如遇到急性结膜炎、眼睑炎，可用蒲公英 60g，配野菊花 20g，夏枯草 15g，赤芍 10g，秦皮 10g，以水煎服。服后症状多有明显好转。

8. 入肾凉血

清代名医黄宫绣论蒲公英曰"能入肾凉血"，用之治疗肾热病症，每每见效。如肾经热盛，壅滞气血，可见腰痛发热等，治之可用知柏地黄汤加蒲公英，常可取得不错的效果。又肾开窍于前阴，前阴之红肿疼痛多与肾热有关，治之可用蒲公英加三妙丸，常可取捷效。

9. 清心经之热

古今均无蒲公英入心经之说，然蒲公英治心经病症每多见效。如心火上炎之口舌生疮、心火下移之小便热痛，用蒲公英合导赤散清心解毒，可彻上炎之火，断下移之热。

10. 清热毒、消痈肿

蒲公英清热毒、消痈肿的功效较强。徐大椿说："（蒲公英）泻热消毒，消肿治疔，为外科敷治专药。"鲜蒲公英捣烂外敷，治疗痈肿、无名肿毒，疗效独特。

白花蛇舌草临床运用

白花蛇舌草为茜草科白花蛇舌草的全草，一年生草本植物，主产于福建、广东、广西等地。本品味苦、甘，性寒，入心、肝、脾经，具有清热解毒、渗湿活血等作用。其药用范围广泛，对多种疾病均有良好疗效，不但有"广谱抗生素"之美誉，而且还有抗病毒、抗癌等作用。

白花蛇舌草临证应用涉及内科、外科、皮肤科、妇科、眼科、肿瘤科等多科病症。其主要用药指征为：①热毒和湿热征象，如口苦、咽痛、痰黄、尿黄、小便涩痛、发热、黄疸等。②舌质红，苔黄腻，脉弦滑或数。

本品用量，每剂最少15g，最多120g，常用量15～30g。

禁忌证：无热毒或湿热，纯属寒证或虚寒证者，不宜使用。

下面谈谈白花蛇舌草的一些临床应用。

1. 治疗急性肝炎、乙型肝炎、丙型肝炎、肝硬化腹水等

临证常配虎杖、茵陈、金钱草、栀子、丹参、泽泻、大黄等。只要用药及时，并且按疗程服用，均能取得很好的疗效。研究表明。白花蛇舌草可提高机体免疫力，从而达到治疗肝病的目的。

2. 清热解毒、消肿利湿

用于治疗急性肾炎、紫癜性肾炎、狼疮性肾炎、慢性肾炎急性发作、肾病综合征等，临证常以白花蛇舌草配半枝莲、金银花、土茯苓、蒲公英、蝉蜕等。因清化湿热是治疗肾病的重

要方法之一，"湿热不除，蛋白难消"，宜大剂量使用之。

3. 解毒利湿抗癌

用于癌症的治疗时，常配半边莲、重楼、山慈菇、半枝莲、龙葵等。研究表明，白花蛇舌草对癌细胞有一定程度的抑制作用。本品散结消肿力强，可用于多种恶性肿瘤。因其性寒，却不致碍胃，反可消食积，故宜长期服用。

4. 利湿解毒通淋

本品可用于急慢性膀胱炎、尿道炎、前列腺炎、乳糜尿等。临证常用白花蛇舌草30g，配土茯苓30g，瞿麦10g，海金沙20g，萹蓄10g，萆薢15g，有很好的疗效。

只要有热毒或湿热征象者，就可用本品。白花蛇舌草治疗尿路感染、乳糜尿等，配伍得当，效果特佳。

5. 清热解毒消炎

用于急性呼吸道感染，肺炎、肺脓肿等，临证时常配杏仁、生石膏、鱼腥草、生麻黄、甘草、桔梗等，疗效较好。只要是湿热、热毒等炎症性疾病，用本品均有疗效。尤其在某些抗生素治疗无效时，用本品可获非常之效。

治疗风湿类疾病常用的药对

秦艽与防己

秦艽味辛能散，味苦能泄，长于祛风除湿、活血舒筋，善疗周身痹痛烦热、风湿热痹。防己苦寒，善下行，以治水湿为长，可疏泄经络之湿淫，祛脏腑之邪。二药配伍，可取防己佐秦艽疏泄湿热，加强通湿滞、散热结、舒筋络、利关节之功效。常用于腰膝筋肉拘挛疼痛，关节肿胀不利，或兼发热，或兼小便不利，或兼脚气水肿等湿热痹证，具有较好的疗效。

海风藤与络石藤

海风藤味辛、苦，性微温，入肝经，能祛风湿、通经络，可用于风寒湿痹之腰膝疼痛、关节不利、筋脉拘挛等症。络石藤味苦，性微寒，入心、肝、肾经，既能舒筋活络、宣痹止痛，治风湿痹痛之筋脉拘挛、屈伸不利等症，又能够凉血热、消痈肿。二药均以茎、枝入药，且同走肝经，常相须而行，共奏祛风湿、止痹痛、舒筋骨、通经络之功。常用于治疗风湿痹痛、风湿化热及湿热痹阻、关节肿痛之症。

麻黄与白术

麻黄味辛、微苦，性温，入肺、膀胱经，功能宣肺解表、利水消肿。白术味甘苦，性温，入脾、胃经，能健脾补中、燥湿利水止泻。两药相伍，一表一里，一散一补，麻黄得白术之助，虽发汗而不致过汗。白术走里，得麻黄之助，能并行表里之湿。两药相伍，外能治风湿所致的痹证，内能治水湿内停之水肿，常用于治疗风湿袭表的肢体烦痛、水肿等。如仲景的麻黄加术汤、越婢加术汤就是如此配伍。

羌活与独活

羌活与独活，均有祛风除湿、通痹止痛之功。羌活气清性烈，善行气分，能上行巅顶，横行肢端，长于散表浅之风湿，且作用部位偏上，善治腰以上风湿痹痛，尤对肩背肢节疼痛者效佳。独活味较厚，性稍缓，善行血分，可下达通行腰、膝、腿、足关节，治疗疼痛属下部寒湿重者为佳。二药相伍，既增强了祛风胜湿、通痹止痛的作用，又照顾到表里、上下之病位。

附子与桂枝

附子大辛大热，通行十二经，能散寒止痛、搜风除湿、散寒通络除痹。桂枝辛温发散，温经通脉，透达营卫，温阳通经脉、利关节，走四肢而利痹痛。二药合用，相得益彰，温通心、肾阳气，散寒通经止痛功效益增。仲景治痹之著名方剂桂枝芍药知母汤中就用到此药对。但须注意，附子有毒，必须先煎半小时或更长时间，至口尝无麻辣感为度，用之宜慎。

鸡血藤与海风藤

鸡血藤味苦、甘，性温，补血益损，舒筋活络，《本草纲目拾遗》载其可"壮筋骨，已酸痛"。海风藤味辛、苦，性温，能祛风湿通经络。两药同用，功善除痹通络，既祛风湿，又补血行血，扶正兼祛邪，用于虚实相兼之痹病，日久不愈，骨节酸痛，时轻时重，屈伸不利，伴有面色少华、肌肉瘦削、肢体麻木、舌质淡白、脉弱无力等。笔者常加配方药，治疗坐骨神经痛，疗效很好。

防己与桑枝

防己辛苦，善于走散，祛风除湿，并长于治疗溢于肌肤之水，为治风湿风水的要药。桑枝味苦性平，可祛风湿、利关节、行水气，善治风寒湿痹，四肢拘挛，肢体风痒。防己善去经络之湿邪，桑枝善祛风湿，又有利水湿的作用，二药合用，祛湿作用增强，用于治疗风湿痹痛湿重者之关节不利、身重、步行艰难等，效果良好。

秦艽与防风

秦艽味辛、苦，性微寒，辛能散，苦能泄，且能入肝经以舒筋止痛，为祛风除湿之要药。防风味辛、甘，性微温，升发而能散，为治风通用之品，兼能胜湿止痛。二药配对应用，为祛风除湿剂中的必用之品。另外，二者均为"风药中之润剂"，一微寒，一微温，寒温相宜，无论虚实、新久，但见风湿痹痛，筋脉挛急及肢体麻木等症，均可应用。

青风藤与穿山龙

青风藤味辛、苦，性温，入肝、脾经，功能祛风除湿、通经活络，兼能行痰。穿山龙味苦，性微寒，入肝、肺经，功能祛风除湿、活血通络，并有祛痰止咳、凉血消痈的作用。两药配伍，辛开、苦泄、温通相须为用，共同起到祛风除湿、化痰祛瘀通络的作用。临床常用于风寒湿热痹阻经络引起的腰背肢节疼痛，特别对缓解晨僵有良效。治疗类风湿关节时，笔者经常配伍此药对。

五加皮与杜仲

肝主筋，肾主骨，肝肾同居于下焦，肝肾不足则风寒湿邪易伤人之筋骨。五加皮与杜仲，同入肝、肾二经，皆具强筋骨、祛风湿的作用。然五加皮辛苦而温，辛以散风，温以除寒，苦以燥湿，功偏祛风寒湿邪，邪既去，筋骨自坚。杜仲味甘、微辛而性温，甘温能补，微辛能润，功偏补肝肾、强筋骨。二药配对，相使而用，补肝肾以坚筋骨，祛风以强筋骨，最宜于肝肾两虚，风湿侵入筋骨而致的腰痛、腿痛、足膝酸痛、关节不利、两下肢无力等症。

全蝎与蜈蚣

全蝎善于祛风通络止痛，对风寒湿痹久治不愈，筋脉拘挛，甚则关节变形之顽痹，作用颇佳。蜈蚣息风镇痉，攻毒散结，有良好的通络止痛之功效，尤善治风湿痹痛，游走不定，痛势剧烈者。二药均善于走窜搜剔，能入络搜剔深在之风毒，合用之祛风活络、息风止痉功效增强。临床上对于久治不愈的痹症，配伍此药对，疗效通常会明显提高。

羌活与苍术

羌活苦辛，气清属阳，善行气分，能祛风除湿，通痹止痛，长于治疗风湿引起之头顶、脊背及上肢诸痛。若湿气偏盛，每与苍术配伍同用，则疗效显著；苍术苦温燥烈，辛香发散，为治湿佳品。入里能燥脾湿，通治上、中、下三焦湿邪；走外可祛风湿，以除留滞于经络、肢体之风湿。苍术得羌活之引，善行太阳之表。羌活得苍术之助，则胜湿之力大增，为治疗风湿痹证的常用之品。

防己与防风

防己味苦辛，辛能宣散，苦寒燥湿，宣壅滞，通经络。防风味辛甘、性温而升散，祛风胜湿，通血脉。二药合用，共奏祛风胜湿、蠲痹止痛之功。

良方集锦

俗话说：千方易得，一效难求。但是下面这些验方、秘方均是笔者几十年在临床上反复应用，经过验证的良效方。现汇集起来，供大家参考使用。

1. 慢性肾炎方

芡实 30g，党参 12g，白术 12g，茯苓 12g，山药 15g，菟丝子 24g，金樱子 24g，黄精 24g，百合 18g，枇杷叶 9g。

尿蛋白多者加山楂肉，尿红细胞多者加墨旱莲。

备注：此方为著名中医岳美中先生治慢性肾炎之方，主要用于脾肾两虚型肾炎。

2. 治脑鸣方

山萸肉 10g，沙苑子 10g，熟地黄 10g，制何首乌 15g，党参 10g，麦冬 10g，怀牛膝 10g，菊花 5g，石菖蒲 3g。

备注：一般服 7 剂有效。此方为著名中医龚士澄先生之方，主要用于肝肾不足型脑鸣。

3. 治下肢湿疹方

荆芥 15g，防风 15g，茵陈 15g，白鲜皮 15g，滑石 15g(包煎)，紫背浮萍 10g，蝉蜕 10g，苦参 10g，土茯苓 30g，甘草3g。

备注：此方来自患者所传，经其本人使用已治愈，后来笔者用于多个病例的治疗，疗效均佳。

4. 降血脂方

丹参 500g，生山楂 500g，生何首乌 250g，金樱子 250g，草决明 30g。

共为细末，每次 3g，每日 2 次，开水冲服。

备注：此方由几位老干部所提供，经过验证，对于降血脂有明显疗效。

5. 治阳痿早泄方

沙苑子 12g，芡实 12g，枸杞子 12g，黄连 3g，麦冬 9g，龙骨 21g，牡蛎 21g，栀子 3g，莲子肉 12g，五味子 9g，生地黄 6g。

备注：此方为国医大师路志正之方，用于临床，治疗多例阳痿早泄，有显著疗效。

6. 治眩晕方

五味子 12g，当归 12g，山药 12g，酸枣仁 12g，龙眼肉 9g。

备注：此方又名五味子合剂，用于不明原因的眩晕有良效。

7. 治带状疱疹方

大黄、黄柏、黄连各 30g，制乳香 15g，制没药 15g。

共为细末，加细茶叶泡浓汁适量，调糊状。外敷，干则易之。

备注：此方选自《新中医》杂志。

8. 治骨质增生方

川羌活 9g，草乌 9g，肉桂 9g，木瓜 9g，防风 9g，五加皮 9g，透骨草 9g，花椒 9g，艾叶 9g，苍术 9g，白芷 9g，红花 9g。

水煎 3 次，混合，每日洗 3 次，连用 7 日。

备注：此方来自民间，主要用于足跟及膝关节部骨质增生，疗效较好。

9. 治烧伤方

乳香 20g，没药 20g，冰片 1g，生蜂蜜 150mL，将乳香、没药、冰片研细末，加入蜂蜜中，调成糊状，即可外敷，适用于Ⅰ～Ⅱ度烧伤。

备注：此方选自《新中医》杂志，经验证有良好效果。

10. 治坐骨神经痛方

乌梢蛇 10g，蜈蚣 10g，全蝎 10g。

共为细末，等份，分成 8 包。首日上、下午各服 1 包，继之每日上午服 1 包，7 日为 1 个疗程。每疗程间隔 3～5 日，一般 1～2 个疗程可显效。

备注：此方选自《新中医》杂志，经临床验证，疗效良好。

11. 治痔疮方

大黄 2g，柴胡 5g，升麻 1.5g，甘草 2g，黄芩 5g，当归 6g，槐米 9g。

备注：此方为日本人之方，临床验证，疗效甚佳。

12. 治各种癣及皮炎方

洋金花 6g，雄黄 6g，黄连 6g，地肤子 9g。

白酒半斤，浸泡 7 日后外洗。

备注：此方来自一位民间中医之手，临床验证，疗效确实良好。

13. 治乳头皲裂方

白酒、红糖各适量，用文火炖开，呈膏状为度，外敷于乳头，每日 2 次。

备注：此方来自民间，经临床应用，疗效明显。

14. 治小儿消化不良腹泻方

土炒白术 6g，车前子 6g，诃子 3g。

水煎，少量频服。

备注：此方来自民间，临床治疗数十例，疗效良好。

15. 下乳神效方

党参 15g，当归 15g，麦冬 15g，黄芪 15g，桔梗 3g，通草 3g，路路通 9g。

5剂，每日1剂，水煎服。

备注：此方来自《傅青主女科》，笔者在运用时调整主药的用量，并加路路通9g，用于妇人产后气血两虚型缺乳，疗效甚佳。一般服完3剂后乳汁明显增多，5剂服完，下乳正常。

16. 痔炎膏治疗痔疮

芒硝30g，冰片10g，猪胆汁适量。

先将芒硝、冰片研为细末，再用适量猪胆汁调成糊状（如痔核表面有溃疡或分泌物多者，可加白矾10g），外敷痔核。以消毒纱布覆盖，胶布固定，每日早晚各换药1次。

备注：此方来源于《新中医》杂志，笔者曾用本方治疗几例患者，疗效较好。

17. 枯矾猪甲膏治下肢溃疡

猪蹄甲、枯矾、海螵蛸、冰片各适量。

取新鲜猪蹄甲，放锅中炒黄，研成粉；其他各药研粉。按枯矾1份、猪甲粉3份、海螵蛸粉1份的比例，将诸药末和匀，再加入冰片粉，装瓶备用。溃疡创面用双氧水清洗干净，祛除脓性物，用麻油或蜂蜜将药粉调成糊状，均匀敷于疮面，外用纱布包扎。1周后换药，此时可见新鲜肉芽组织长出。其后每3日换药1次，再后每日1次，至痊愈。一般5～10次即可。首次敷药，局部可有明显疼痛，不需作其他处理。

备注：此方来源于《新中医》杂志1989年第3期，笔者用于两例患者，疗效较好。

18. 化腐拔毒生肌膏

珍珠5～6粒（或用珍珠母代），琥珀、青黛各3g，冰片0.5g，黄丹100g，麻油240g。

将珍珠粒纳入豆腐内，加水煎2小时，取出晒干研末。琥珀、青黛、冰片等打粉。麻油用瓦罐煎至浓黑，将黄丹慢慢撒入油中，并不断搅拌，勿令沸出罐外，再以文火熬至滴水成珠，加入珍珠粉、琥珀粉、青黛粉、冰片粉，搅匀即成。按疮口大小，用纸摊膏，贴于疮口上，每日换药1次。

备注：此方来源于《新中医》杂志，笔者曾用此方治疗数人，效果较好。

19. 治尿毒症肾衰竭

生地黄15g，山茱萸10g，墨旱莲12g，牡丹皮9g，泽泻10g，茯苓15g，怀牛膝12g，桑寄生15g，白茅根30g，益母草30g，黄芪30g，石韦12g，猪苓15g。

备注：此方是著名中医学家杜雨茂教授所研制，功能滋阴益肾、利湿清热、益气化瘀，用于治疗尿毒症引起的慢性肾衰竭。笔者曾用此方治疗一例，有明显疗效。

20. 白芍木瓜汤治疗骨质增生症

白芍30g，木瓜12g，甘草12g，鸡血藤15g，威灵仙15g。颈椎增生，加葛根12g；胸椎增生，加狗脊12g；腰椎增生，加杜仲12g，怀牛膝12g。

备注：此方选自《新中医》1980年第1期，笔者曾用本方治疗膝关节增生10余例，效果较好。

21. 产后关节炎方

当归12g，桂枝6g，独活6g，桑寄生18g，大秦艽9g，牡蛎30g。

备注：此方为著名中医岳美中先生的方子，笔者曾用本方治疗多例产后关节炎，有良好疗效。

附录

我的中医之路

路是人走出来的，中医是完全可以通过自学获得成功的，我走的路，就是一条自我学习之路。

立志学医

我小时候，五六十年代，国家正是困难时期。我的家也不例外，生活很困难，连温饱问题都难以解决。缺吃少穿，再加上父母亲常常有病，经常东奔西走去找医生，有时为找不到医生和抓不到药而犯难。村里缺医少药的状况也比较严重，有些人得了急性病，不能及时找到医生，耽误了治疗。父亲常说：咱们家孩子多，以后要有一个当医生的。所以在我幼小时就在心底里立下了长大当医生的念头。1968年，我中学毕业了，当时大专院校不招生，我没有上学深造的机会，回家当了农民。1970年，大队办起了合作医疗，我第一个报名当了合作医疗的医生，从此实现了我当医生的愿望。

刻苦钻研，学好中医

当时，我的心里十分高兴，但是又想，当医生没有技术怎么办？这又不是干农活，人家咋干，咱就咋干。当医生是治病救人，责任重大。于是我买了很多中医书，如《伤寒论》《金匮要略》《本草纲目》《医宗金鉴》《药性四百味》《汤头歌诀》等。每次进城，我首先要到书店看一看，只要有关中医学的好书，我一定要买，哪怕不买其他东西，哪怕不吃饭，也是非买书不可。白天有患者，我就看病，没患者时参加队里的劳动，有时把书拿到田间地头，利用休息的时间读，晚上则是雷打不动的学习时间，很多时候都是学习到夜里十二点才睡。那时还没有用上电，在煤油灯下看书很是费劲的。

中医书很多都是文言文，古奥难懂，于是我就买来古汉语字典，遇到不会的地方就查字典，总算是克服了一些困难。对难句、长句，通常要反反复复读好几遍，方才慢慢理解了。就这样边学边干，急用先学，学用结合。

有时碰到一些病症，用药、打针、输液几天，疗效不佳，我就试着用中医的方法治疗，结果很快就治愈了。例如本村的段某，患急性菌痢，在乡卫生院打针、输液5日都不见效，其家人邀我去治疗。我诊查过后，给他配了个中药方，服药后不到3日就治好了。其家属拉着我的手说："想不到啊！你真能行。"樊某患神经性头痛，跑了几家医院都没治好，抱着试试的心态让我治疗。我诊查过后，认真分析病情，仔细配伍方药，结果服药4剂，再配合针灸，很快就治愈了。从此，我更加信赖和热爱中医，更加刻苦地钻研中医，积极运用中医的理论和方法，并下定决心要用毕生的精力去继承和发展中医事业。

1971年，我有幸参加了县里举办的中医学习班，亲耳聆听到老师们的讲解，平时遇到的许多疑难不解的问题豁然而解。经过4个多月的努力学习，我的中医理论水平提高了不少，对于我这个初入中医之门的人来说，真是如虎添翼。

立志攻克顽症

1974年，我母亲患病，经确诊为癌症，全家人都为母亲的病担忧，决定去西安最好的医院治疗。经过化疗和放疗，花去了家里仅有的一点积蓄，本来就很贫困的家庭条件更是雪上加霜，但母亲的生命终究还是未能挽回，这使我备感悲痛。我身为一名医生，眼看着母亲的病一天一天加重，却没有回天之力。

从此，我更加奋力拼搏，刻苦学习，总想着要攻克这些疑难病症。在治疗癌症方面，我精选方药，拟了新方，临床应用的效果尚可。虽然不能治愈癌症，但是能在一定程度上减轻患者的症状，延长他们的生命。例如，泗交镇唐回村刘某患食管癌，用我配伍的中药方治疗后，生存期达 2 年多。庙前镇界滩解某患肺癌，服用我的中药方后 3 年，仍然带病生存。还有几例患者，经过我的治疗，都不同程度地延长了生命。后来，我总结了这方面的一点经验，写了一篇论文——《扶正祛邪是治疗癌症的根本大法》，发表于《光明中医》2007 年第 11 期。

后来，我在多年的临床上遇到很多例肝癌患者，追问病史时发现，不少人都有精神方面的创伤，如长期情绪抑郁、闷闷不乐等，肝气郁结。按中医理论讲，气机郁滞，则引起血瘀，气血瘀结，很容易导致邪毒蕴结的情况加重，这应该也是导致癌症或使癌症加重的一个重要因素吧。由此，我写了一篇小文章——《肝气郁结是肝癌发病的重要原因》，总结了这方面的想法和思路。相信在不久的将来，癌症一定会被攻克，我也相信，中医中药在攻克癌症的进程中一定能做出重大贡献。

走上了光荣的历程

1978 年，党的十一届三中全会召开不久，中央下发了关于挽救中医人才的 56 号文件，不拘一格选人，充实中医队伍。1979 年，山西省卫生厅进行严格考试，在全省范围内选拔中医人才。在这次考试中，我以优异的成绩被录用了，转正成为正式医生，按中医大专待遇分配工作，这是我人生中最大的一件喜事。这是学习中医带给我的硕果，是我多年来刻苦钻研中医的最大回报。

我被分配到离县城 140 余里的祁家河医院工作。初到医院，群众见我年轻，对我的医术不放心，找我看病的人没有几个，我下决心要打开局面，认真对待每位患者。慢慢地，不到 3 个月的时间，找我看病的人逐渐增多了，因为我用中医中药的方法治愈了许多常见病，还治愈了几例疑难病。如李某，患类风湿关节炎，久治不愈，跑了多家医院，疗效甚微，我用仲景的桂枝芍药知母汤加减治疗，1个月后即有明显好转，3个月后，他残疾的肢体得以恢复。又如王某，患多年坐骨神痛，我辨证论治，巧妙配方，在很短的时间内就治愈了。经过不断积累，我成了祁家河医院的"名医"，找我看病的人越来越多，每日都是忙忙碌碌的。

1981年，运城地区卫生局在新绛县举办了为期一年的中医"四大"经典著作学习班，我报名做了学生。"四大"经典是中医之根，是中医之魂，不学经典就搞不好中医。这个学习班的授课老师包括山西省中医研究所讲师贾得道、朱进忠，运城地区主任医师畅达老师，以及其他一些有名望的老师，对我这个未进过大学之门的人来说，这真的是一个前所未有的大收获。通过亲耳聆听高水平老师们的讲解，我对中医经典理论的理解又提高了一步，特别是对于一些疑难病症的思考更加有思路了，真有"柳暗花明又一村"之感。

治病是我的天职，病情就是命令，只要有人求治，我都会及时赶到，态度上热情周到，技术上精益求精。我在山区工作了十多年，踏遍了中条山的山山水水，走遍了村村寨寨。至今20余年过去了，很多山里人还找我治病。

1987年，经运城行署考核，我晋升为中医主治医师，获得了中级职称资格。1988年，县中医院成立。1990我被调入中医院工作，由于我的中医功底扎实，又有多年临床经验的积累，中医诊治水平较高，一到中医院就有很多患者前来诊治，周边许多县市（运城、闻喜、绛县）的患者也常来找我治疗。

每日除了临床治疗外，我还利用业余时间进行科研工作，对一些疑难杂病和方药进行深入探讨。如对顽症坐骨神经痛进行研究，精选方药，科学配方，研制出特效药"坐骨愈痛丸"，用于临床，疗效很好。又如对疑难病类风湿关节炎进行研究，辨证分型，组成治疗类风湿的一号方、二号方，多例患者得以治愈和好转。

近年来，我将 40 余年来的临床经验整理成学术论文，在国家级期刊上发表了 10 多篇，在省级期刊发表 6 篇，有些论文还获得过优秀奖，许多学术观点受到同行业学者的良好评价。

此次将自己临床体会中的"真经""绝招""妙招"编辑成册，希望能对中医从业人员有一定影响，对广大患者有所裨益。

2007 年 9 月，运城市卫生局对全市中医人员进行严格考试，并本着公开、公平、公正择优的原则进行评选，我被评为"运城市首届名中医师"。

以上是我 40 余年学习中医、运用中医所走过道路的真实写照。下面谈几点学习体会。

学习中医的几点体会

体会之一：学医的关键在于青年时期。青年人记忆力强，精力充沛，只要勤奋好学，刻苦钻研，不断实践，不断总结，就一定能学有所成。我学医时，正是 20 岁左右，那时感到精力很充足，记忆力好，很多东西只要读过五六遍就会背，并且不容易忘掉，有些东西直到现在还记忆犹新，一到用时信手拈来，运用自如。

体会之二：学中医一定要背一些东西，这是硬功夫，必须打好这个基础。一些经典名段、名句都要背下来，特别是"四大"经典里的名段、名句都要精读，直至背诵。对仲景书中带有主证、主方的条文要背过。只有这样，在临证时才能左右逢源，想得到，用得上。脉学的歌诀也要背得很熟练，特别是李时珍《濒湖脉学》里的七言诀。例如，遇到数脉时，自然就会想起"数脉为阳热可知，只将君相火来医"，一目了然，数脉属热证。对于常用方剂歌诀，至少要背 100 多首，这样用到某方时就会立即想到它的组成与主治。常言道："书到用时方恨少。"学中医是必须要背很多东西的。

体会之三：要专。学中医一定要专。常言道："业贵乎专。"要专心致志，不能一会儿看中医书，一会儿看西医书。一会儿看医书，一会儿看小说。意不专一，到头来什么都学不精。学要有专攻，熟读精思，不可朝秦暮楚，须知专则有进，杂则无成。一个人的精力总是有限的，不可能什么都学成功。

体会之四：要勤。功夫不负有心人，知识来源于勤奋，要勤就要不怕吃苦，就得有谦虚的态度。国外有句谚语说得好，"学问是苦根上长出来的甜果"；中国也有句古语，"书山有路勤为径，学海无涯苦作舟"。这些格言寓意深刻。学习就是要自己挤时间，找时间。学无止境，必须活到老，学到老，实践到老。通过总结正反两方面的经验，不断使自己的学术水平得以提高。

体会之五：要博，即知识要渊博。仲景有句名言："勤求古训，博采众方。"知识面要想宽广，必要博览群书。除了经典著作，还要广泛阅读其他医家的著述，尤其是名家的书。近代一些名医的临床经验，如医话、医案等很有特色。还有很多中医期刊的文章，可以发现一些学术上新的变化与经验。临证之余，还可以广泛收集验方、秘方，加以筛选验证，有效者加以应用推广。

总之，作为一位中医工作者，必须每日看病，每日读书，治病不忘读书，读书不忘看病，两者联系起来，学以致用，要有恒心。正如著名中医岳美中先生所说："无恒不能作医生。"

后 记

经过几年不断地艰辛努力，终于把自己的大部分临床经验编辑成册了。这些都是我实实在在的实践经验，若读者能认真阅读这本书，相信会有所收获。

由于诊务繁忙，我无暇著书，基本都是挤时间、找空子，利用节假日和晚上的时间挥笔撰写。为了继承和发展中医药事业，为了把自己的经验传承下去，我怀着一颗对中医的赤诚之心，终于写成了这本书。

我的治学道路是艰难、曲折的，经过自己的刻苦努力，拼搏奋进，总算走出了一条自学成功之路。由于自己才疏学浅，文言文基础差，文章写得不那么高雅，但尚能做到通俗易懂，目的也只是传授经验，只要大家喜欢就好。书只能给你规矩，不能给你灵巧，在临证时还是要善学善用，不断摸索和体会，疗效终究会得到提高。

人这一辈子总要努力做点什么，要对人民有所贡献。如果虚度年华，得过且过，到头来什么事情都没做好，那么人这一辈子便没有意义了。活着就要奋斗，要做到生命不息，奋斗不止。我也要继续为继承和发展中医药事业不断奋斗。

由于自己的水平所限，书中一定存在不少疏漏之处，望同道斧正。

在此书的编写过程中，儿子新文、女儿欣欣给予了积极协助，陈娟同志、姚甜同志在版式设计和文字校正等方面做了大量工作，在此一并致谢！